bon temps　風格生活╳美好時光

最適食材，最好料理

吃對食物比吃藥更好！
有效改善 50 種身體症狀的最適食材 + 127 道舒心美味的最好食譜

作　者	廣田孝子
譯　者	賴郁婷
主　編	曹　慧
美術設計	三人制創
行銷企畫	蔡緯蓉
社　長	郭重興
發行人兼出版總監	曾大福
總編輯	曹　慧
編輯出版	奇光出版

E-mail: lumieres@bookrep.com.tw
部落格：http://lumieresino.pixnet.net/blog
粉絲團：https://www.facebook.com/lumierespublishing

發　行　遠足文化事業股份有限公司
http://www.bookrep.com.tw
23141 新北市新店區民權路 108-4 號 8 樓
客服專線：0800-221029　傳真：（02）86671065
郵撥帳號：19504465　戶名：遠足文化事業股份有限公司

法律顧問　華洋法律事務所　蘇文生律師
印　製　成陽印刷股份有限公司
初版一刷　2015 年 10 月
定　價　350 元

Hirota Takako 『 kusuri ni makenai saiteki shokuzai & sairyou recipe 』
© 2013 by Hirota Takako
First published in Japan in 2013 by WANIBOOKSCO., LTD.
Complex Chinese Translation copyright © 2015 by Lumières Publishing, a division of
Walkers Cultural Enterprises, Ltd.
Through Future View Technology Ltd.
All rights reserved.

國家圖書館出版品預行編目（CIP）資料

最適食材，最好料理：吃對食物比吃藥更好！有效改善 50 種身體
症狀的最適食材 +127 道舒心美味的最好食譜 / 廣田孝子著；賴郁
婷譯 . -- 初版 . -- 新北市：奇光出版：遠足文化發行 , 2015.10
面；　公分
ISBN 978-986-91813-5-8（平裝）
1. 健康飲食 2. 食譜
411.3　　　　　　　　　　　　104017192

線上讀者回函

最適食材 × 最好料理

吃對食物比吃藥更好！

有效改善50種身體症狀的最佳食材+127道舒心美味的最好食譜

日本骨質疏鬆症學會．日本營養食品科學學會．日本營養改善學會評議員

廣田孝子 著

賴郁婷 譯

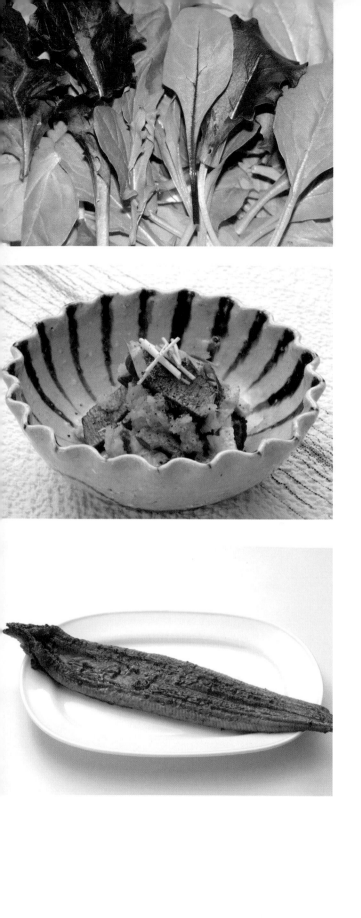
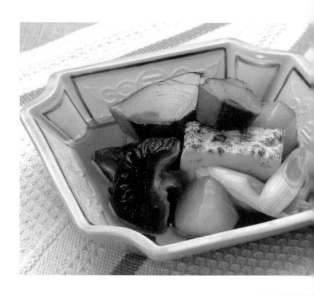
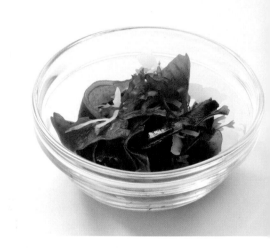
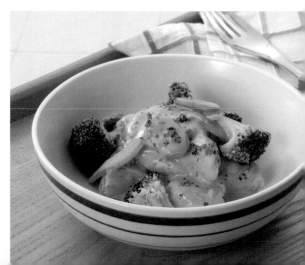

前言

有些孩子罹患了就算現代醫學也無法醫治的重病,他們能吃的東西有限,而且還得磨成泥才能吃,看起來一點也不美味。我問這些孩子:「喜歡吃飯嗎?」他們很開心、一臉幸福地回答我:「我最喜歡吃飯了!因為要吃飯才會有體力。」這出乎意料的答案讓我十分吃驚,也點醒了我早已遺忘的飲食的原點。

我曾採訪過日清食品創辦人安藤百福先生,當時他高齡超過 95 歲,卻依然活力十足。在那一次的採訪過程中,我跟著他全日本到處走透透。讓我驚訝的是,他食欲很好,對吃也非常在意,我相信這就是他健康長壽的祕訣。現代人的飲食生活很幸福,不但種類豐富,而且取得方便又美味,卻讓人感受不到飲食才是健康、長壽、幸福的原點。

這本書是為了跟大家分享「吃」這件事最根本的重要性,讓大家再一次回到飲食的原點。書中介紹的一些料理對我們這些平時太忙、沒時間下廚的家庭主婦(主夫)來說,也能輕鬆完成。

平常非得提起精神工作時,我們會喝很濃的咖啡;想增加體力時,會吃牛排;用腦過度時,就吃甜的東西。但到底什麼才是真正有效的料理?這本書提供了一些在身體微恙、想調整狀態時能對症下藥的料理,希望藉此提醒大家,平凡、簡單的料理,營養竟是如此豐富。

期望每個人能以擁有足以實現夢想、希望與自由的健康身體為目標,建構長久的強健體魄,以謀求更大的幸福。這正是我寫這本書的初衷。在需要的時候,就讓這本書為您提供一點幫助吧。

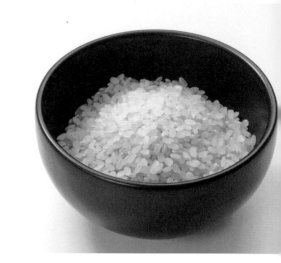

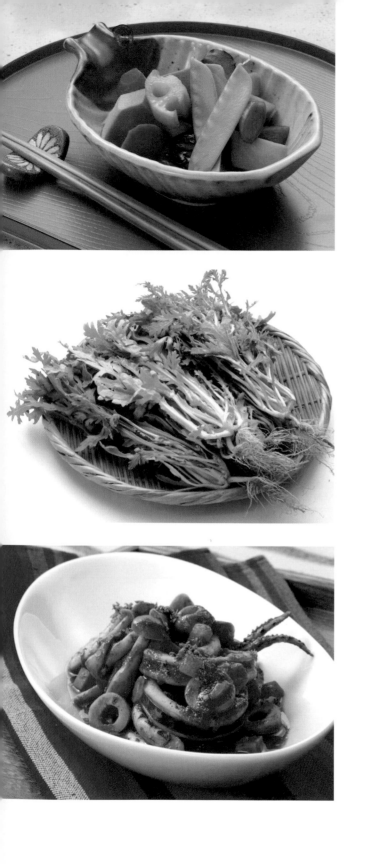

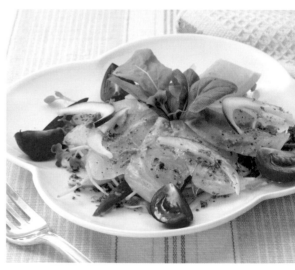

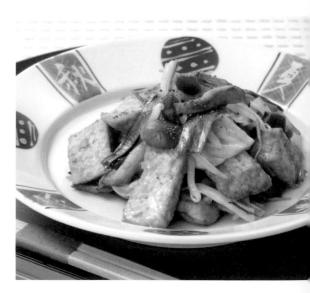

Contents

Part 2 身體和精神狀態不好的時候

Part 3 降低生病機率

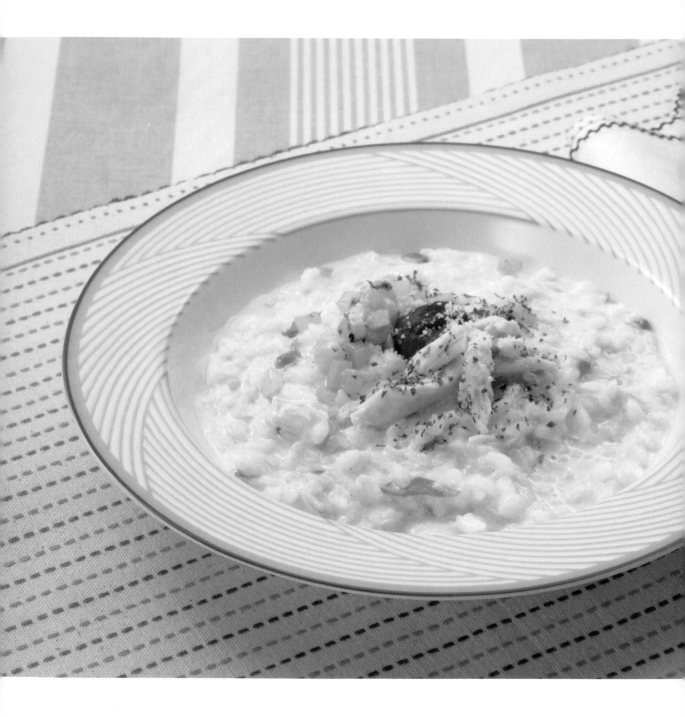

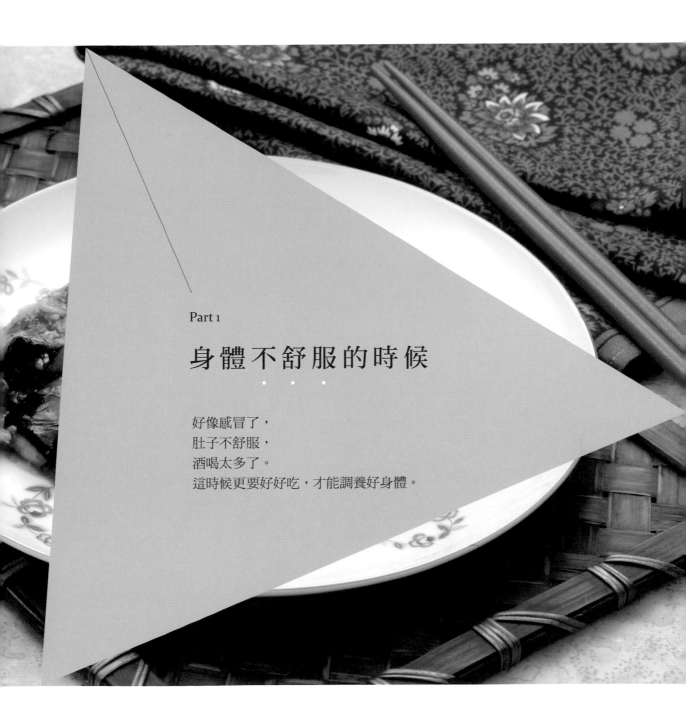

Part 1

身體不舒服的時候

· · ·

好像感冒了，
肚子不舒服，
酒喝太多了。
這時候更要好好吃，才能調養好身體。

1 感冒初期

為了對抗感冒病毒的攻擊，身體的免疫系統就得開始運作，製造抗體以擊退感冒病毒。但這樣的免疫反應必須在營養狀態良好的情況下才會運作。營養狀態良好指的是體內一種稱為「**蛋白**」（albumen）的蛋白質非常豐富。這種蛋白會形成不斷流動於血液中的抗體。胡亂減肥的人，或是消瘦、營養不良的年長者，身體裡的蛋白都不夠。此外，**維生素**或**礦物質**也能促進免疫反應。若要真正有效預防感冒，就必須攝取富含可形成抗體的蛋白質、維生素和礦物質，保持身體溫暖，充分睡眠，使免疫機能確實發揮作用。

重要

高蛋白質

高維生素

高礦物質

睡眠

適合的食材

薑

感冒會引發食欲不振，這時可利用薑提升食欲，吃下去的東西也能更有效率地消化吸收。

雞肉

雞肉含有豐富的優質蛋白質，富含利用蛋白質時不可或缺的維生素 B6。

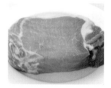

豬肉

豬肉的優質蛋白質和維生素 B6 也十分豐富。建議食用高蛋白質、低脂肪的腰內肉。

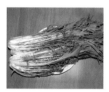

水菜

有豐富的維生素 A 和 C，可以強化鼻子和體內器官黏膜，抵抗感冒病毒的攻擊。

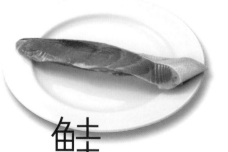

最佳食材

鮭魚

富含製造抗體必要的必需胺基酸，代謝蛋白質不可或缺的**維生素 B6** 等維生素和礦物質也很豐富。

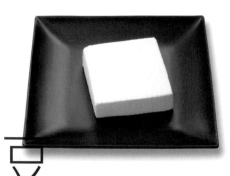

豆腐

黃豆加工品是植物性食品中含有優質蛋白質的好東西。也有豐富的維生素 B6、鈣和鎂。

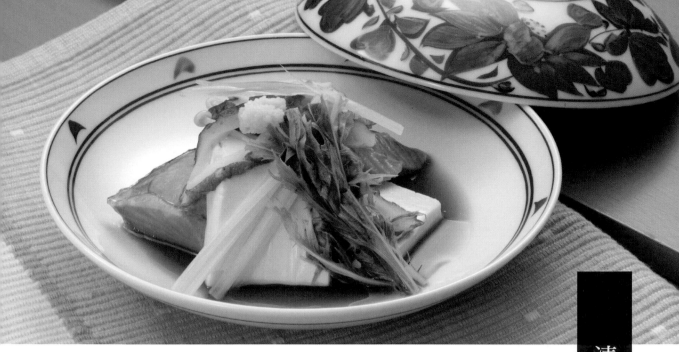

清蒸鮭魚豆腐

材料 2人份

鮭魚（切片） 70克 ×2片　竹輪 1/2 根
鹽 少許　蘘荷 10 克
酒 2 小匙　水菜 20 克
嫩豆腐 1/2 塊　金針菇 20 克
　　　　　　　　　薑 1 片

醋蘸醬

橙醋醬油 2 大匙
味醂 1 大匙
高湯 1 大匙

1　鮭魚稍微撒上鹽和酒，放置約 10 分鐘。豆腐確實壓除水分。竹輪斜切成薄片，蘘荷也切薄片。水菜仔細清洗後切除根部，切成約 5 公分的長段。

2　金針菇切除根部後對半切。薑磨成泥。調味料混合調成醋蘸醬。

3　豆腐放入盤中，上面擺上鮭魚、金針菇、竹輪和水菜白色莖梗的部分。放入蒸鍋裡蒸 8 分鐘（如果是用微波爐，輕蓋一層保鮮膜，加熱直到鮭魚熟透為止）。

4　倒掉材料產生的水分，淋上醋蘸醬。

5　最後以水菜綠葉的部分和蘘荷、薑泥點綴。

好食料理 × 蔬菜多多的湯豆腐

材料 2人份

木綿豆腐 1 塊　山茼蒿 50 克
豬肉薄片 100 克　昆布 5 公分
鴻喜菇 50 克　太白粉 適量
紅蘿蔔 50 克

蘸醬 A　　**蘸醬 B**

味醂 1 又 2/3 大匙　炒過的白芝麻 2 大匙
醬油 1 又 2/3 大匙　醬油 2 大匙
高湯 1/2 杯　燒過的味醂 2 大匙
　　　　　　　　高湯 2 大匙
　　　　　　　　醋 1 又 1/2 大匙

1　豆腐切成大塊，豬肉切成一口大小。鴻喜菇分成小株。紅蘿蔔切絲，山茼蒿切成適當長度。

2　鍋中放入味醂、醬油和高湯，煮開調成蘸醬 A。蘸醬 B 則是將白芝麻仔細磨碎，加入醬油、燒過沒有酒精的味醂、醋，再用高湯稀釋調勻。

3　鍋裡放入水和昆布，煮開後以太白粉水稍微勾一層薄芡。

4　放入豆腐靜靜地煮，等豆腐浮起來後加入豬肉和蔬菜。

2 便祕

便祕發生的原因，是腸子裡的食物欠缺滋潤所造成，這是因為吃的東西太少，飲食中水分的攝取也不夠，使得腸子無法達到很好的**蠕動**。一旦為了減重而大幅減少食物份量或油脂攝取，腸子的蠕動就會變得不好。要解決這種狀況，必須補充充足水分，例如湯或茶，也要適當地攝取油脂。若要增加食物攝取量，不妨選擇富含**不溶性膳食纖維**的飲食。此外，也可以一早起床就喝杯冰牛奶或優格，以刺激休息的腸子開始蠕動。當一有便意，就馬上上廁所，不要硬忍。一旦過了排便的時機，腸子裡的食物水分就會被吸得更乾，滋潤度也就跟著降低了。

重要

高膳食纖維

運動

適合的食材

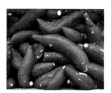

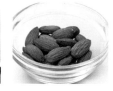

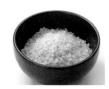

根莖類
豐富的膳食纖維和維生素 C。根莖類裡的維生素 C 即使加熱也不容易破壞溶出，可以有效發揮作用。

豆類
膳食纖維之豐富，不輸給蔬菜。光是改吃加了紅豆的紅豆飯，膳食纖維的攝取量就是白飯的 4 倍以上。

杏仁
有研究指出，杏仁是所有堅果類中膳食纖維最豐富的，也有助於減重。

胚芽米
胚芽有很多膳食纖維，也富含維生素和礦物質，都是代謝白米營養素時必要的成分。

南瓜

最佳食材

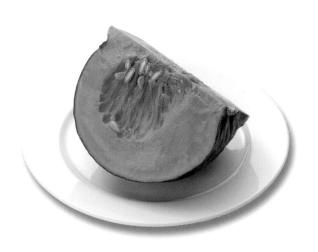

膳食纖維很豐富，可以一次攝取到充足的份量。且富含所有**抗氧化維生素（維生素 A、C、E）**，是非常好的食材。

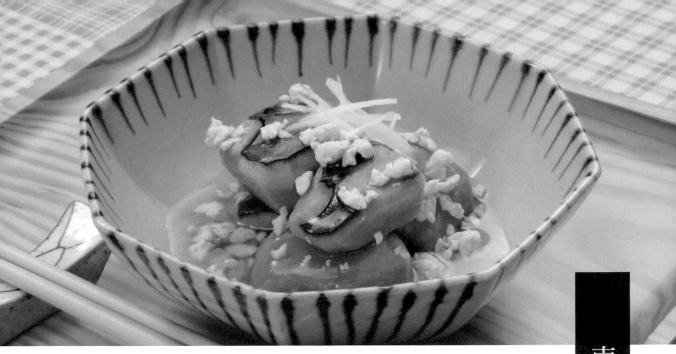

材料 2 人份

南瓜 160 克
雞絞肉 50 克
薑 10 克
沙拉油 1 小匙
太白粉水 1 大匙

煮汁

高湯 1 杯　　砂糖 2 小匙
味醂 1/2 大匙　薄口醬油 2 小匙
酒 1 大匙

1 南瓜去籽，削去外表撞傷的地方等部分外皮，切成一口大小。薑輕輕削去一層皮，一部分切絲，一部分磨成泥後擰出薑汁。

2 鍋裡混合煮汁的調味料，南瓜皮那面朝下放入鍋中，開火，蓋上蓋子煮 15 分鐘。

3 平底鍋裡倒入沙拉油加熱，放入雞絞肉搗開炒熟後，加入南瓜的煮汁一起煮，煮開後再加入薑汁。接著將太白粉和水以 1：2 的比例調成太白粉水，淋入煮汁中勾芡，做成雞鬆芡汁。

4 南瓜盛盤，淋上雞鬆芡汁，上頭點綴薑絲即可。

材料 2 人份

紅豆 1/4 杯
白飯 125 克
麻糬 2 塊
水 3 又 1/4 杯

1 紅豆洗乾淨，和 1/2 杯的水一起倒入鍋中，以中火煮 7～8 分鐘，之後把水倒掉。接著再加入 1/2 杯水繼續煮，途中不斷加水，直到紅豆變軟為止。

2 當紅豆煮到可以輕輕壓碎時，繼續以中火將鍋裡的水煮到露出一點點紅豆顆粒為止。

3 取另一只鍋，放入白飯和 2 又 1/4 杯的水，以中火加熱。等到飯粒稍微膨脹、呈現粥狀時，加入紅豆、紅豆煮汁（1/4 杯）以及麻糬，一起煮到麻糬變軟即可。

材料 2 人份

地瓜 1 條
肉桂糖粉 2 小匙
奶油 1 又 1/2 大匙

1 地瓜切成 1 公分厚的輪狀，以微波爐加熱（500W）2～3 分鐘，使地瓜變軟。

2 在地瓜上抹上奶油，撒上肉桂糖粉，用烤箱烤到表面微焦。

3 腹瀉

大腸蠕動過於激烈，營養素和水分無法吸收就直接排便，這種狀況稱為「腹瀉」。原因可推測是食物中的細菌、有害物質或香辛料等，以及心理壓力所造成。不只營養素無法吸收，大量的水分和礦物質會隨著消化液流失，形成脫水狀態而變得無力，嬰幼兒甚至會有生命危險。如果腹瀉的原因是細菌等有害物質，在這些有害物全部排出體外之前，絕對不可以止瀉。這時候，首先必須補充水分和礦物質。市售的運動飲料都含有過多的礦物質和糖分，最好先稀釋成 2 倍左右，再少許少許地攝取充足的量。之後再視身體狀況，從容易消化的東西開始吃。

 重要

 高水分

高礦物質

高維生素

低脂肪

 低膳食纖維

低壓力

適合的食材

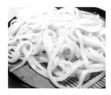

烏龍麵

好消化，容易吸收，對腸胃不會造成負擔。連湯一起喝掉還能補充水分。

高湯塊

高湯塊裡含有蔬菜的甜味成分（胺基酸）、礦物質及維生素。

洋蔥

含有可以將**維生素 B1**保留在體內的**蒜素**，對於因腹瀉而耗損的身體很有幫助。

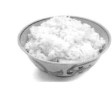

白飯

除了碳水化合物外，也有優質蛋白質，是很好的主食。粥更是消化道虛弱時的必要食物。

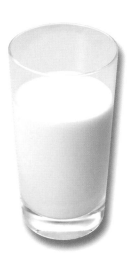

牛奶 最佳食材

補充水分、礦物質、維生素以及蛋白質最好的食物。喝牛奶會拉肚子的人，可以改喝豆漿。

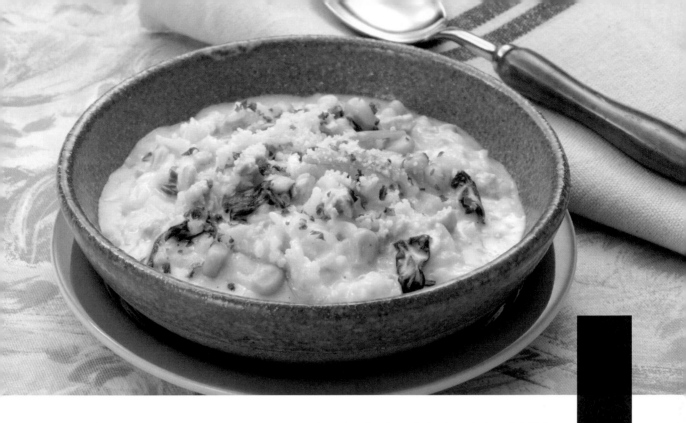

材料　2 人份

白飯　200 克
水　1 杯
雞湯塊　1 塊
牛奶　1 杯
雞絞肉　60 克
洋蔥　1/4 顆
橄欖油（也可用沙拉油）　1/2 大匙
白酒　1 大匙
菠菜　1/2 把
玉米（罐頭）　20 克
鹽、胡椒　少許
起司粉　1 大匙
奶油　10 克
巴西里末　適量

1　洋蔥切碎。菠菜仔細清洗，切除根部，汆燙後切成一口大小。

2　鍋中加入橄欖油加熱，放入雞絞肉去炒。等到絞肉變白後加入洋蔥末一起拌炒。淋上白酒。

3　加入水、雞湯塊和牛奶，靜靜等到沸騰後，加入白飯，邊煮邊從鍋底充分邊攪拌。等到全部呈稠狀，再加入菠菜和玉米。

4　最後以鹽、胡椒、起司粉和奶油調味。盛盤後撒上起司粉和巴西里末。

牛奶燉飯

好食料理 × 雞蛋雜炊

材料　2 人份

韭菜　8 根
蛋　2 顆
白飯　1 杯（200 克）
高湯　2 又 1/2 杯
昆布　1 片（10 公分）
柴魚片　2 撮
鹽　1 小匙
薄口醬油　1 小匙
酒　1 小匙

1　韭菜切成約 5 ～ 6 公分。雞蛋稍微打勻。

2　在裝有高湯的鍋子裡放入昆布，以中火加熱，沸騰後取出昆布，加入鹽、薄口醬油和酒調味。接著加入白飯，煮滾後加入韭菜。

3　待韭菜變軟後，淋上蛋液後馬上關火。

4 貧血

貧血的時候，稍微一動就容易感到疲累，一喘起來心跳便會加速，體力不足。這是因為血液中的**血紅素**不足，無法將充足的氧氣送到細胞，以至於無法適時產生能量。日本人尤其很多都是這種缺鐵性貧血。蔬菜中的**鐵質**比較難被身體吸收，建議改從吸收力比較好的動物性食物中攝取。要增加鐵質的吸收，必須和維生素 C 和蛋白質一起食用。相反地，膳食纖維則有礙於鐵的吸收。此外，若長期服用鐵劑，鐵會堆積在肝臟內，反而會造成危險。不妨就藉由每天的飲食來攝取容易吸收的含鐵食物吧。

 重要

 高鐵質

 蛋白質

 高維生素 C

適合的食材

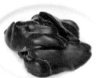

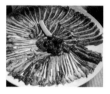

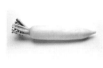

肝

吃下肚的鐵質，首先儲存的地方就是肝臟。肝臟是鐵質、維生素以及礦物質含量最多的地方。

鰹魚

鰹魚的魚肉有很多鐵質，可以和魚肉豐富的蛋白質一起攝取，吸收率更好。

鴨肉

鴨肉所含的鐵質是雞肉的 2 倍以上，而且幫助鐵質吸收的銅和優質蛋白質也非常豐富。

白蘿蔔

有豐富維生素 C。生白蘿蔔因為含有強力酵素（**澱粉酵素**），有助於消化吸收作用。

牛肉 ✕ 最佳食材

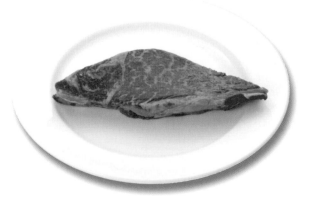

肉類的豐富蛋白質和魚類所含的鐵質，其特色是很容易被大腸吸收。紅肉的部分鐵質含量特別豐富，容易形成血液中的血紅素。

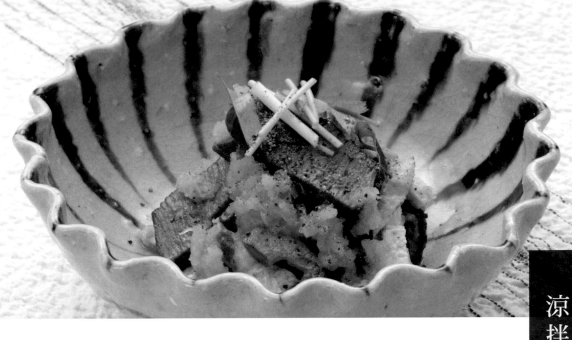

涼拌牛肉蘿蔔泥

材料 2 人份

牛里肌肉 100 克　香菇 2 朵
鹽 少許　　　　　鴨兒芹 1 根
酒 1/2 大匙　　　豆皮 1/4 片
黑胡椒粒 少許　　大蒜粉 少許
沙拉油 1 小匙

涼拌醬

白蘿蔔泥 40 克　檸檬汁 1 小匙
無油沙拉醬 1 大匙　昆布茶粉 少許
薄口醬油 2 小匙

1　牛里肌肉要煮之前 15 分鐘先從冷藏取出備用，然後撒上鹽、黑胡椒粒和酒，醃 10 分鐘。

2　香菇切厚片。豆皮用熱水燙過去除油分，再用紙巾吸去水分，切成 1 公分寬。鴨兒芹切成 3 公分長段。

3　涼拌醬的材料在碗裡混合調好備用。

4　平底鍋裡放入香菇和豆皮乾煎，取出。平底鍋擦拭過後倒入沙拉油加熱，放入牛里肌肉煎到五分熟，撒上大蒜粉。

5　切好的牛里肌肉切成適當大小，接著和香菇、豆皮、鴨兒芹的莖一起和涼拌醬混合，放入冰箱冷藏入味。

6　從冰箱取出盛盤，以鴨兒芹的葉子點綴，撒些黑胡椒粒。

乾煎咖哩豬肝

麻婆油豆腐

材料 2 人份

油豆腐 2 塊　　　大蒜 1 瓣
牛絞肉 100 克　　紅辣椒切片 少許
胡蘿蔔（小根）　太白粉
1/3 根　　　　　1 又 1/2 小匙
青蔥 2 根　　　　沙拉油 適量
薑 1 片

調味料

八丁味噌 1 又 2/3 大匙
醬油 1 小匙
砂糖 2 又 1/2 小匙
雞骨高湯 1/2 杯

1　油豆腐去油後，切成大塊的角狀。胡蘿蔔、薑、大蒜切碎，青蔥切成蔥花。調味料混合好備用。

2　熱鍋後倒入沙拉油，放入胡蘿蔔、薑、大蒜以及紅辣椒爆香。加入牛絞肉炒散，等肉變色後，再放入油豆腐和蔥花一起炒。

3　倒入調好的調味料，煮開後再以 1：1 調成的太白粉水勾芡。

材料 2 人份

豬肝 160 克　　　麵粉 2 大匙
鹽 少許　　　　　小番茄 6 顆
胡椒 少許　　　　四季豆 100 克
咖哩粉 2 小匙　　沙拉油 適量

1　豬肝用流動清水洗去血水。四季豆用鹽水汆燙備用。

2　豬肝斜切成薄片，擦乾後以鹽和胡椒調味。混合咖哩粉和麵粉，充分裹在豬肝上。

3　平底鍋裡倒入沙拉油熱鍋，放入豬肝兩面煎熟。

4　煎好的豬肝盛盤，一旁放上小番茄和四季豆點綴。

5 改善虛寒體質

虛寒是因為血液循環不好，腳部和腰部等呈現冰冷的一種體質表現。這似乎是只發生在日本人身上的一種症狀。虛寒的原因，一般認為是營養不均衡造成身體代謝功能不好，或者是運動或睡眠不足、壓力過大、太常待在空調環境，或是藥物的副作用所導致。改善方法是促進身體代謝及血液循環，讓體溫上升。飲食和運動一起進行，效果會更好。運動可以增加肌肉，提升代謝功能，產生熱能，促進血液和淋巴循環，還能消解壓力。在飲食方面，多攝取蛋白質就能使體溫上升。在寒帶地區，暖呼呼的飲食除了可以溫暖身體之外，多吃富含蛋白質的肉類也有禦寒的效果。

重要

高蛋白質

高維生素B群

高碘

高辣椒素

運動

適合的食材

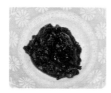
豆瓣醬
有辣味作用的辣椒素具有產熱效果，可以把吃下去的能量轉變成熱能。

海藻
海藻中豐富的碘是製造**甲狀腺荷爾蒙**的必要成分。甲狀腺荷爾蒙對提升代謝和體溫很有效。

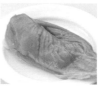
雞肉
富含優質蛋白質和維生素 B 群。雞皮的部分有許多油脂。

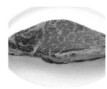
牛肉
蛋白質豐富，維生素B 群含量雖然不如豬肉來得多，但也很豐富。吃牛肉還能增加身體熱量。

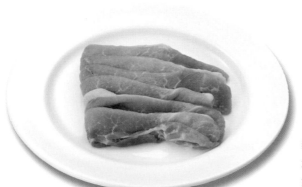

最佳食材

豬肉

豬肉富含對能量產生很有幫助的維生素 B群（**維生素 B1、B2、菸鹼酸**），是改善虛寒體質的最佳食材。

材料 2 人份

木棉豆腐 1 又 1/2 塊	醬油 1 大匙
豬絞肉 80 克	砂糖 1/2 小匙
薑 3 克	酒 1/2 大匙
大蒜 1/2 瓣	鹽 少許
蔥白 1/2 根	太白粉 適量
甜麵醬 1 小匙	麻油 少許
豆瓣醬 1 小匙	沙拉油 適量
高湯 1/2 杯	

1　豆腐壓除水分後切成骰子大小。薑、大蒜、蔥白切末。

2　中式炒鍋以沙拉油熱鍋後，放入豬絞肉拌炒，接著放入豆瓣醬和蔬菜，再以剩下的調味料調味。

3　最後用太白粉水勾芡，淋上麻油即完成。

好食料理 × **麻婆豆腐**

材料 2 人份

豬大腿肉 100 克
鹽、胡椒 少許
馬鈴薯 1 顆
胡蘿蔔 60 克
洋蔥 1/2 顆
高麗菜 100 克
肉汁清湯（bouillon） 2 杯
月桂葉 1 片
沙拉油 適量

1　平底鍋熱鍋後倒入沙拉油，放入抹了鹽和胡椒入味的豬肉，將表面煎熟。

2　洋蔥和高麗菜切成半圓狀，剩下的蔬菜切成大塊。鍋子裡倒入肉汁清湯加熱，放入豬肉、月桂葉和切好的蔬菜一起煮。

3　以小火將所有食材煮到軟，最後用鹽和胡椒調味。

好食料理 × **蔬菜燉肉**

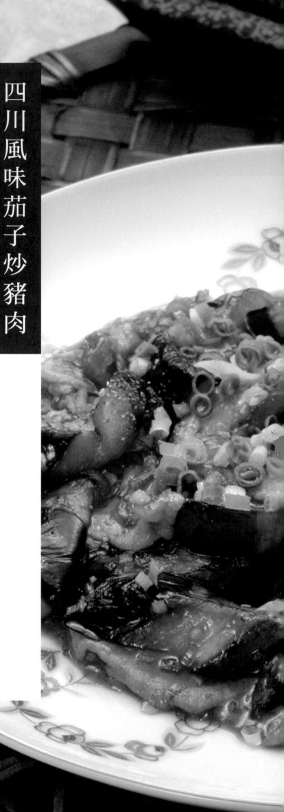

四川風味茄子炒豬肉

材料　2 人份

茄子　150 克
豬肉片（大腿肉）　60 克
蔥白　20 克
薑　5 克
大蒜　5 克
中式高湯　3/4 杯
太白粉水　1 大匙

沙拉油　1 大匙
麻油　1 小匙
綜合海藻（泡開的）　20 克
青蔥　1/2 根
山椒　少許

- -

豬肉醃料

醬油　1/2 小匙
紅味噌　1 小匙
酒　1 小匙
胡椒　少許

調味料

豆瓣醬　1 小匙
醬油　1/2 大匙
酒　1 小匙
砂糖　1/2 大匙
胡椒　少許
中式高湯　1/4 杯
麻油　1 小匙

1　茄子切除蒂頭，削去部分外皮，切滾刀。青蔥、薑、大蒜切末。豬肉片切成 3 公分寬。

2　豬肉放入碗中，用〈豬肉醃料〉醃著備用。

3　平底鍋裡倒入一半沙拉油加熱，放入茄子，炒香後取出備用。稍微洗一下平底鍋，擦乾後用剩下的一半沙拉油爆香大蒜、薑末和蔥白末。等到香氣出來，將醃好的豬肉放入一起炒至熟透。

4　炒好備用的茄子倒回鍋中拌炒，加入綜合海藻和調味料。

5　稍微燜煮一下，最後以太白粉水勾芡。盛盤，撒上青蔥和山椒。

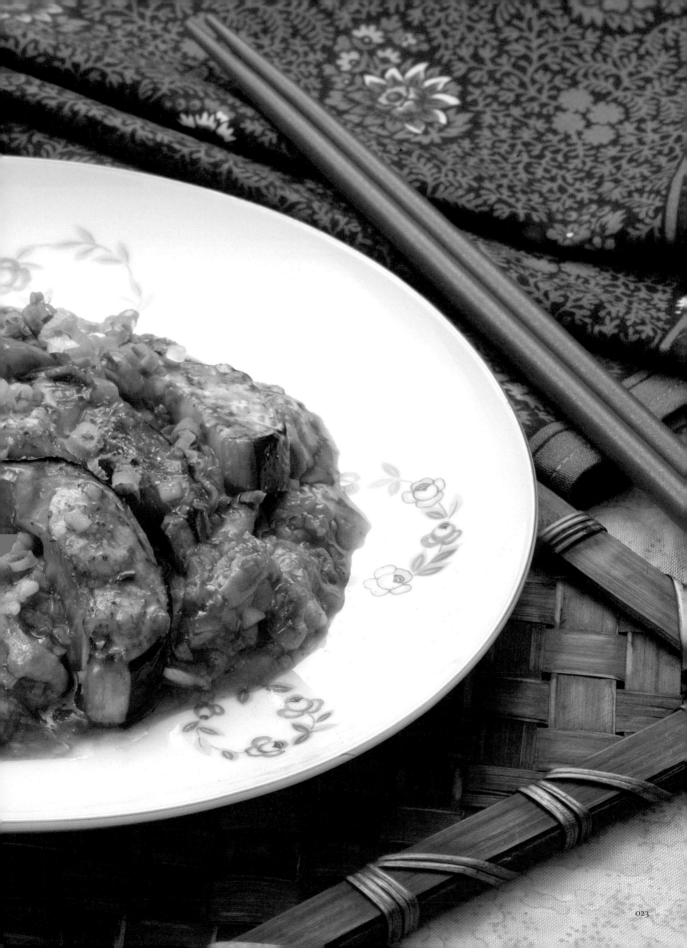

6 改善肩膀痠痛

日本人普遍都有肩膀痠痛的問題，尤其更年期女性特別多，原因推測和女性荷爾蒙減少有關，另外也和肌力減弱、高低肩等整型外科的因素或內科疾病有關。肩膀痠痛可以透過按摩或熱敷來促進肩頸部位的血流，或是藉由矯正姿勢、增強肩膀部位肌肉、增加枕頭高度等來改善。飲食方面，**維生素 E、類黃酮**以及**多酚**的抗氧化作用可以預防氧化，提高血流量，促進血流的效果。此外，**精胺酸**這種胺基酸會產生一氧化氮，一氧化氮會使血管擴張，血流更順暢。

重要

高維生素 E

高類黃酮

高多酚

高精胺酸

運動

適合的食材

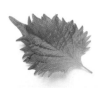

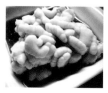

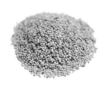

綠紫蘇

有豐富的類**胡蘿蔔素**、維生素 C、多酚等抗氧化物質。用盆栽就能輕鬆栽種，是很方便取得的蔬菜。

魚白

魚白（魚的精巢）是富含精胺酸的一種食材，具有類似女性荷爾蒙的作用，可以擴張血管。

芝麻

維生素 E 含量多，有抗氧化作用，用來當作特定保健食品的成分。磨碎後吸收效果更好。

最佳食材

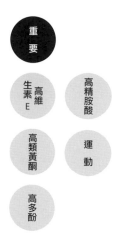

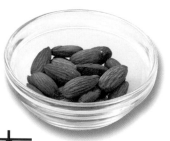

杏仁

富含維生素 E、類黃酮、多酚等抗氧化物質和精胺酸。可以保持血液和血管不老化，改善血流不順。

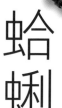

蛤蜊

蛤蜊含有很多維生素 E。家中可常備罐頭製品，不用吐沙，非常方便。貝類都富含海水中的各種礦物質。

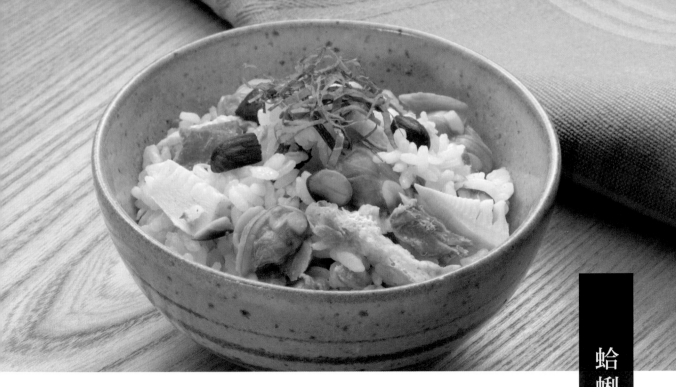

蛤蜊杏仁炊飯

材料 2 人份

米 2 杯
水煮蛤蜊（罐頭） 60 克
鮭魚鬆 30 克
杏仁 20 克

清燙竹筍 40 克
豆皮 1 塊
綠紫蘇 2 片
昆布高湯 2 杯

調味料

薄口醬油 1 小匙
味醂 1 小匙
酒 2 小匙
鹽 少許

1　米洗好放在網篩中濾掉水分，靜置 30 分鐘。水煮蛤蜊將蛤蜊肉和湯汁分開。

2　杏仁以平底鍋煎過後稍微切碎，注意不要燒焦。竹筍切成長片；豆皮稍微過水汆燙，去除油分，接著用紙巾吸掉水分，切成 1 公分寬。

3　洗好的米、蛤蜊罐頭湯汁、昆布高湯及所有調味料混合，加水到炊飯足夠的水量，再將所有食材（蛤蜊肉、鮭魚鬆、杏仁、燙過的竹筍、豆皮）撒在上頭，放入電鍋炊煮。

4　煮好的炊飯添入碗中，上頭點綴切細的綠紫蘇。

杏仁拌茼蒿

好食料理 ×

材料 2 人份

茼蒿 1 把
杏仁 30 克
高湯 1/2 大匙
砂糖 2 又 1/4 小匙
醬油 2 又 1/4 小匙
鹽 適量

1　鍋子裡放入大量熱水煮沸，加入一小撮鹽並放入洗淨的茼蒿。

2　待茼蒿的葉子燙軟後撈起，放入冷水中冰鎮。擰乾水分，切成約 3 公分的長段。

3　切碎的杏仁、高湯、砂糖、醬油和茼蒿混合拌勻。

7 改善易胖體質

稍微吃點東西就發胖的人，可能吃的都是**高熱量**的食物。熱量太高的原因是吃了脂肪及糖含量太高的東西。同樣的份量，脂肪的卡路里是**碳水化合物**或蛋白質的兩倍之多，零食、甜點、點心等更是含有驚人的高卡路里。又甜又順口的飲料一不小心就會喝太多，很容易一下子喝下大量的糖，因為平均一杯飲料就含有 20 ～ 30 克的糖。此外，肌肉量少、代謝功能不好、體溫低、運動量不足、有肥胖基因的人，由於消耗的能量太少，身體很容易將能量轉換為脂肪儲存起來。

重要

生素 D / 高維 低脂肪

高鈣 化合物 / 低碳水

運動

適合的食材

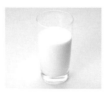

牛奶

牛奶有豐富的鈣質和維生素 D，在兩者共同作用下，可以發揮減少體脂肪、增加肌肉的效果。

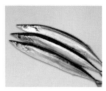

秋刀魚

秋刀魚維生素 D 含量很多，也有很多不容易形成體脂肪的優質脂肪和 Omega-3 脂肪酸，是健康食材的代表。

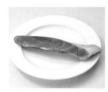

鮭魚

鮭魚的**維生素 D** 含量是所有食材中最多的，光是一片鮭魚切片，就含有歐美認定一日所需的維生素 D 攝取量。

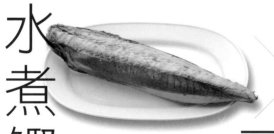

水煮鰹魚

低脂肪，高蛋白質，豐富維生素 D，而且卡路里也很低。蛋白質和維生素 D 有增加肌肉的功效。

最佳食材

豆腐

低脂肪，高蛋白質。豆腐是黃豆的加工品，而黃豆被稱為是「田裡的肉類」。豆腐在製作時，隨著所使用的凝固劑不同，有時做出來的豆腐會含有豐富的鈣質。

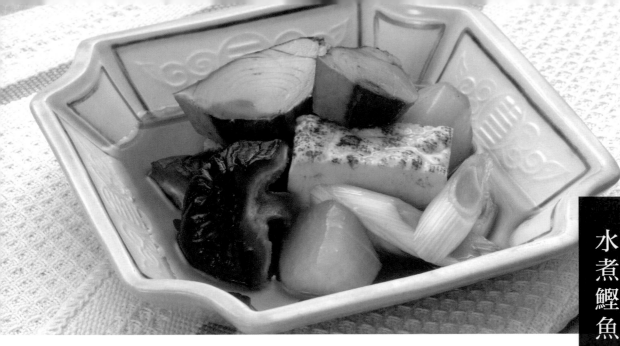

材料　2 人份

水煮鰹魚　100 克
烤豆腐　100 克
蔥白　1/4 根
白蘿蔔　40 克
乾香菇　2 朵

煮汁

味醂　1 大匙	砂糖　1 小匙
酒　2 小匙	高湯　1 杯
醬油　1 大匙	

1　水煮鰹魚切成一口大小。烤豆腐壓除水分切成一口大小。白蘿蔔削皮切成一口大小，把角稍微修一下。

2　蔥白斜切備用。乾香菇以溫水泡軟，切對半。

3　煮汁的調味料倒入鍋中混合，沸騰後放入全部的材料（水煮鰹魚、烤豆腐、蔥白、白蘿蔔、乾香菇），以中火煮 20 分鐘。

4　煮好的料理均勻地盛入碗中，淋上煮汁即可。

好食料理 × 芝麻風味烤秋刀魚

材料　2 人份

秋刀魚　2 尾	醃料
沙拉油　適量	炒黑芝麻　1/2 大匙
白蘿蔔泥　1/3 杯	酒　1 大匙
醬油　適量	醬油　2 又 1/2 大匙

1　醃料的調味料混合，把剖肚的秋刀魚放入醃漬 15 分鐘。

2　平底鍋倒入沙拉油潤鍋，開中火，把步驟1的秋刀魚完全擦去醃料後，有皮那面放入平底鍋，煎到皮上色後再翻面，煎到魚肉都熟透為止。

3　盛盤，一旁附上白蘿蔔泥和醬油。

好食料理 × 煎鮭魚

材料　2 人份

鮭魚　2 片
鹽、胡椒　少許
馬鈴薯　2 顆
檸檬　1/4 顆
巴西里　10 克
沙拉油　適量
奶油　適量

醬汁

美乃滋　1 大匙
奶油　40 克
檸檬汁　1/2 小匙

1　鮭魚抹上鹽和胡椒備用。馬鈴薯去皮，切成適當大小，燙過之後放在篩網中濾掉水分，撒上鹽備用。

2　奶油隔水加熱融化。碗裡放入美乃滋，再慢慢加入融化的奶油拌勻。最後加入檸檬汁，做成醬汁。

3　平底鍋以沙拉油潤鍋，放入奶油融化。鮭魚以盛盤時朝上的一面開始煎。

4　盛盤，一旁放上馬鈴薯和檸檬切片，點綴巴西里，最後淋上步驟2的醬汁即可。

8 沒有食欲

身體負責發出「肚子餓了！快吃飯」指令的，是大腦的**食欲中樞**。而沒有食欲，就是「肚子餓了！」的訊號無法傳送到腦部所造成的。一旦血糖（血液中葡萄糖濃度）變低，胃裡沒有東西，訊號（狀態）就會傳到腦部而感到肚子餓。相反地，吃了甜食，血糖會上升，吃了油脂含量高的東西，胃部會產生膨脹感，就比較不會感到肚子餓。此外，天氣太熱也會使得消化道作用變得不好而不太容易有饑餓感。沒有食欲的時候，也要攝取一些富含維生素、礦物質及蛋白質、低脂肪的食物，就算只吃一點點也好。因為身理時鐘不會停止，一到固定的吃飯時間，荷爾蒙和消化液就會開始工作。

重要		適合的食材	
高維生素			
高礦物質			
高蛋白質			

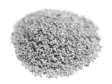

芝麻

芝麻的香氣跟香辛料一樣有促進食欲的效果，只要加入少許，就會讓料理感覺更好吃。

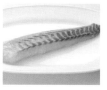

鯛魚

白肉魚不但脂肪少，還有豐富的蛋白質，清爽的口感也可增加食欲。

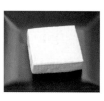

豆腐

將低脂、高蛋白的黃豆，以鎂、鈣等礦物質加工而成的豆腐是健康食品的代表。

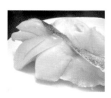

鱈魚

含有優質蛋白質，脂肪含量低，沒有食欲的時候也很好入口。是不容易引起消化不良的蛋白質來源。

海鰻 ╳ 最佳食材

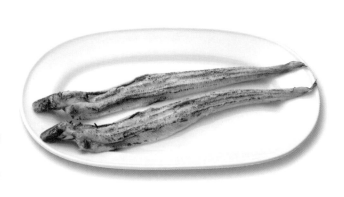

海鰻的蛋白質含量和品質雖然與鰻魚差不多，但脂肪卻足足少了一半。而且對腸胃的負擔也比較低，卡路里也不高。

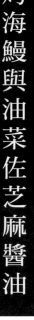

烤海鰻與油菜佐芝麻醬油

材料　2人份

烤海鰻　1片
油菜　1/2 把
竹輪　1/2 根

芝麻醬油

醬油　1 大匙	咖哩粉　少許
味醂　2 小匙	白芝麻　1 小匙
醋　1/2 小匙	麻油　1/2 小匙

1　烤海鰻稍微用火炙烤後，切成適當大小。油菜仔細清洗，切除根部，汆燙後切成約 4 公分長段。竹輪斜切成輪狀。

2　芝麻醬油的全部調味料和材料放進碗裡混合，備用。

3　調好的芝麻醬油 3/4 的量用來跟材料拌勻，盛盤後再淋上剩餘的芝麻醬油。

好食料理 × 豆腐田樂燒

材料　2人份

木棉豆腐　1塊

山椒芽味噌

白味噌　100 克
砂糖　2 又 1/4 小匙
味醂　1/2 大匙
酒　1/2 大匙
蛋黃　1/2 顆
山椒芽　10 片

紅味噌

紅味噌　100 克
砂糖　1 大匙
味醂　1/2 大匙
酒　1/2 大匙
蛋黃　1/2 顆

1　豆腐確實壓除水分，切成長片狀備用。

2　鍋裡放入山椒芽味噌的調味料和蛋黃，以小火煮至濃稠狀，加入磨碎的山椒芽（紅味噌也是同樣做法）。

3　烤箱以 200℃ 預熱，將豆腐放進去烤。接著在豆腐上分別塗上山椒芽味噌和紅味噌，再放進烤箱烤到香氣飄散。

好食料理 × 鯛魚茶泡飯

材料　2人份

白飯　2 碗	醬油　2 大匙
鯛魚（生魚片用）120 克	鴨兒芹　10 根
白芝麻　3 大匙	海苔　適量
	山葵　適量
	高湯　3 杯

1　在溫熱的鍋子裡放入芝麻，以小火炒 5 ～ 6 分鐘，直到芝麻呈現淡褐色。接著趁熱將芝麻放入研磨缽裡磨碎，慢慢加入醬油調勻。

2　鯛魚斜切成薄片。鴨兒芹切成約 2 公分長段。

3　碗裡盛入白飯，將適量的鯛魚裹上步驟 1 的醬料，放在白飯上。上頭妝點鴨兒芹、海苔和山葵，最後倒入熱騰騰的高湯即完成。

9 吃太多

因為好吃，所以吃太多。這是每個人都有過的經驗。**熱量**高的食物，卡路里會大幅增加，但通常熱量越高就感覺越好吃，以至於吃太多了。要防止吃太多、攝取過多卡路里，最好的方法就是花時間慢慢品嘗。慢慢地、確實咀嚼，血糖會上升，食欲中樞發出吃飽的訊號，自然就會停止吃東西。相反地，如果吃得太快，由於血糖上升需要一段時間，在這段時間內，即使身體已經吃飽了，食欲中樞卻不會發出吃飽的訊息，就這樣一直吃下去。想降低卡路里，建議可以選擇低熱量的蔬菜等食物，並慢慢咀嚼。

適合的食材

重要

高膳食纖維

高鈣

高維生素D

低脂肪

低碳水化合物

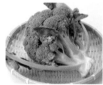

綠花椰菜

熱量低，卻含有豐富的**維生素** A、C、**葉酸**和膳食纖維等，是優質蔬菜。

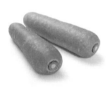

胡蘿蔔

有口感但卡路里低，維生素 A 和 C 非常多。保存容易，是很方便的一種蔬菜。

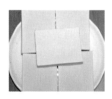

凍豆腐

豆腐結凍後再乾燥製成的食品。高蛋白質，低卡路里。是有別於豆腐的便利保存食品。

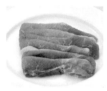

豬腿肉

豬肉給人的印象是脂肪很多，但其實瘦肉的部分脂肪較少，是高蛋白質、高維生素的食材。

最佳食材

牛蒡

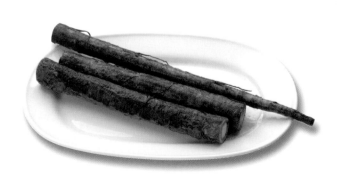

牛蒡不只卡路里低，膳食纖維也多，因此不容易被消化吸收。而且牛蒡吃起來富含口感，會有飽足感。

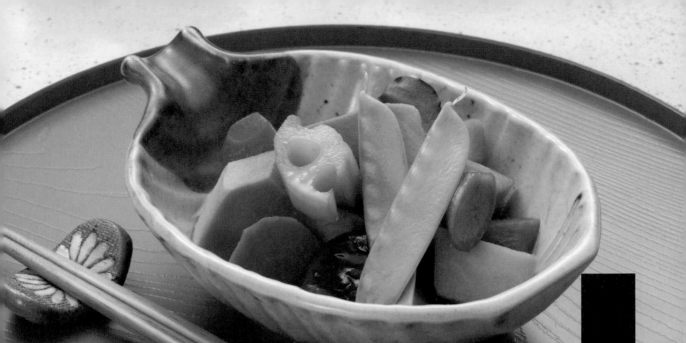

材料 2 人份

凍豆腐 2 塊	水煮蓮藕 40 克
胡蘿蔔 30 克	牛蒡 30 克
清燙竹筍 40 克	荷蘭豆 4 片
乾香菇 3 朵	

煮汁

高湯 1 杯	味醂 2 大匙
香菇水 1/4 杯	酒 2 大匙
醬油 1 又 1/2 大匙	砂糖 1 大匙

1　凍豆腐用水或溫水泡軟備用。胡蘿蔔、燙竹筍及牛蒡切成一口大小的滾刀塊。乾香菇以溫水泡開，切成半圓形。

2　煮汁的調味料放入鍋中混合煮沸。把除了荷蘭豆之外的所有材料（凍豆腐、胡蘿蔔、燙竹筍、乾香菇、水煮蓮藕、牛蒡）全放入鍋中，蓋上鍋蓋以中火煮 20 分鐘。

3　煮好的東西配色盛盤，最後用鹽水燙過的荷蘭豆加以點綴。

材料 2 人份

胡蘿蔔 1/2 根
牛肉清湯 1 又 3/4 杯
奶油 1/2 大匙
砂糖 1 小匙
鹽、胡椒 少許

1　胡蘿蔔去皮，厚切成輪片狀。

2　鍋子裡放入胡蘿蔔、牛肉清湯、奶油、砂糖、鹽和胡椒，先以中火煮到胡蘿蔔變軟，之後轉大火，注意不要燒焦，煮到收汁即可。

材料 2 人份

綠花椰菜 1/2 朵
焗烤起司 20 ～ 30 克
奶油 10 克
大蒜 1 瓣
黑胡椒 少許

1　綠花椰菜切成小株，稍微汆燙，不要燙得太軟，保留些許口感。

2　耐熱盤中塗上奶油，抹上大蒜。綠花椰菜排入盤中。

3　上層撒上焗烤起司，放入烤箱中烤到起司融化，最後再依個人喜好撒上黑胡椒即可。

10 酗酒當晚

當酒精開始被胃部吸收的時候，如果空腹，血液裡的酒精濃度就會急速上升。因此在喝酒之前如果能先吃點東西、避免空腹，酒精的吸收就會比較慢。此外，酒精有利尿作用，會促進排尿而造成脫水。所以喝酒時，除了酒精之外一定要補充充足的水分，預防脫水。萬一酒喝太多了，要盡快將血液中的酒精排出。只要補充充足的水分，酒精就會排出體外。但同時，**納**、鉀、鈣、鎂等礦物質也會隨著尿液一起排出，這時只要補充這些礦物質，就能順利將酒精排出體外，又不會流失礦物質。

重要

高水分

高鉀

高鈣

高鎂

適合的食材

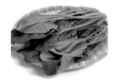 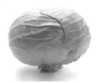

菠菜

菠菜有豐富的鉀、鎂、鈣等礦物質，可促進體內酒精隨著尿液排出。

番茄

鉀含量高。紅色的**茄紅素**有抗氧化作用，可以保護內臟不受酒精傷害。

高麗菜

含有鉀、維生素C以及保護胃部的**維生素U**。但要注意燙煮太久養分會流失。

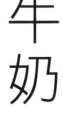

最佳
食材

牛奶

牛奶含有豐富的礦物質。此外，牛奶中的蛋白質與脂肪能保護胃部黏膜，預防酒精所造成的胃部傷害。

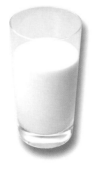

豆腐

豆腐有豐富的水分、鉀、鈣、鎂等礦物質以及蛋白質，可以保護肝臟不被酒精傷害。

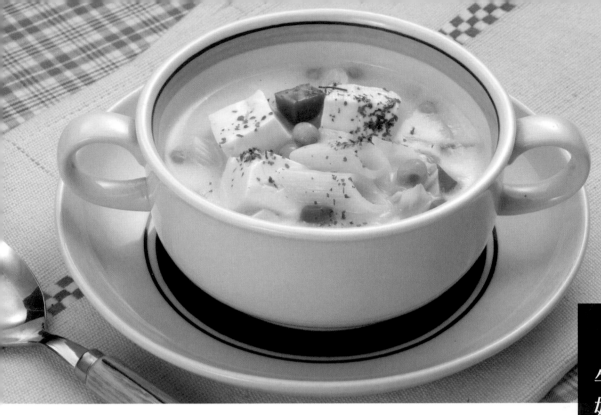

好食料理 × 番茄洋蔥沙拉

材料 2 人份

木棉豆腐 80 克	水 1 又 1/2 杯
蔥白 1/4 根	雞湯粉 1 小匙
胡蘿蔔 40 克	牛奶 1/2 杯
高麗菜 1/2 片	鹽、胡椒 少許
洋蔥 1/4 顆	太白粉水 1 大匙
青豆 30 克	巴西里末 少許
筆管麵 適量	
沙拉油 1 大匙	

1 豆腐壓除水分，切成 2 公分塊狀。蔥白、胡蘿蔔、高麗菜、洋蔥切成 1 公分的正方片狀。

2 鍋裡熱油，放入洋蔥、胡蘿蔔、高麗菜、蔥白，炒到所有食材變軟。接著加入水、雞湯粉和牛奶，撒點鹽和胡椒。

3 煮 15 分鐘，注意不要煮到滾溢，隨時撈掉浮泡。接著加入豆腐和筆管麵，煮 6 分鐘。最後用太白粉水勾芡，加入青豆。

4 盛盤，撒上巴西里末。

好食料理 × 中式炒菠菜

材料 2 人份

菠菜 1/2 把	醬油 1/2 大匙
大蒜 1/2 瓣	酒 1/2 大匙
麻油 1/2 大匙	高湯 1 大匙

1 菠菜切成適當長度。大蒜切末。

2 中華炒鍋先熱鍋，倒入麻油爆香蒜末。接著放入菠菜拌炒，再以醬油、酒、高湯調味。

材料 2 人份

番茄 2 顆
洋蔥 1/4 顆
波士頓生菜 1/2 顆
巴西里 少許
法式沙拉醬 2 大匙

1 番茄切圓片。洋蔥切末，泡水瀝乾備用。

2 容器裡先擺上生菜，接著放入番茄和洋蔥，撒上巴西里，淋上沙拉醬。

11 宿醉

宿醉時不妨補充一些能夠促進酒精代謝的營養素，藉以修復受損的肝臟，恢復元氣。維生素 B₁ 是代謝酒精時不可或缺的營養素，而肝臟的再生則需要礦物質，例如優質蛋白質、具抗氧化作用的類胡蘿蔔素、維生素 C、E 和**鋅**、**硒**等。前一晚酒喝太多，隔天早上血液裡可能還殘留有酒精，這時要補充足夠水分以及**鉀**含量豐富的蔬果、富含鈣質的牛奶或乳製品，或是含有豐富鎂的豆腐、堅果等食物。至於高脂肪的食物因會對肝臟修復造成負擔，最好盡量避免。

適合的食材

重要

高蛋白質

 維生素 B₁ 高

 高抗氧化物質

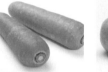

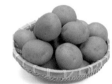

胡蘿蔔

豐富類胡蘿蔔素和維生素 C，具抗氧化作用，有助於肝臟修復。鉀等礦物質也很豐富。

橘子

橘子除了維生素 C 之外，也含有**玉米黃質**（cryptoxanthin）、**檸檬黃素**（hesperidin）等各種抗氧化物質，可以保護肝臟。

柿子

柿子的鉀、類胡蘿蔔素和維生素 C，以及有助於修復肝臟細胞的醣質含量，在水果中算是很豐富的。

馬鈴薯

鉀和維生素 C 含量豐富，醣質也很豐富。醣質是修復肝臟的能量來源。

鱈魚卵 最佳食材

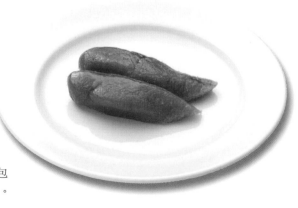

鱈魚卵富含許多代謝酒精必要的營養素，包括優質蛋白質、維生素 B₁、E 以及鉛、硒等。

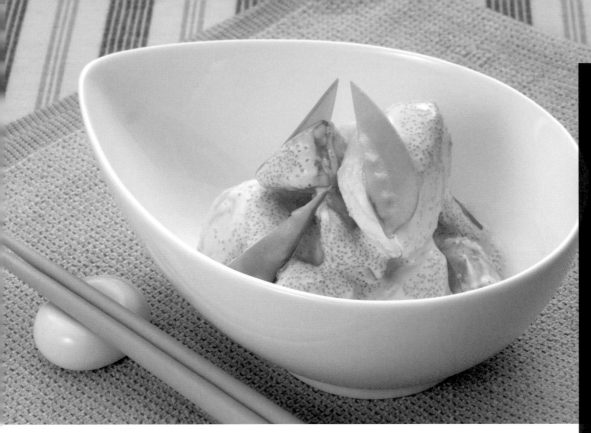

馬鈴薯胡蘿蔔拌鱈魚卵美乃滋

材料　2人份

馬鈴薯　1顆
胡蘿蔔　40克
荷蘭豆　4片
鹽　少許

鱈魚卵美乃滋

鱈魚卵　1/2片
美乃滋　30克
味醂　1/2小匙
薄口醬油　1/2小匙
檸檬汁　1/2小匙
昆布茶粉　少許

1. 馬鈴薯和胡蘿蔔去皮，切成滾刀塊。接著放入鍋中，加入差不多可以蓋過材料的水，汆燙到材料變軟為止。

2. 汆燙的同時，荷蘭豆放入鹽水中汆燙。

3. 鱈魚卵美乃滋的材料和調味料全放進碗中混合，加入放涼的馬鈴薯和胡蘿蔔拌勻。

4. 依配色將材料放入容器裡，淋上剩下的鱈魚卵美乃滋，點綴斜切好的荷蘭豆即可。

好食料理 × **涼拌胡蘿蔔**

好食料理 × **綜合果汁**

材料　2人份

柳橙汁　1杯
香蕉　1根
牛奶　1/2杯
砂糖　1大匙
檸檬汁　2大匙
※ 也可加入蘋果、黃桃等水果。

1. 所有材料放入果汁機裡打勻即可。

材料　2人份

胡蘿蔔　100克
荷蘭豆　4片
鹽　適量

胡蘿蔔煮汁	涼拌醬
高湯　50ml	木棉豆腐　1/4塊
砂糖　1小匙	炒白芝麻　2小匙
醬油　1小匙	砂糖　1大匙
酒　1大匙	白味噌　1/2大匙
	鹽　少許
	高湯　1/2大匙

1. 胡蘿蔔切成短片狀，和高湯一起放入鍋中煮，沸騰後加入砂糖、醬油、酒，煮到收汁。

2. 荷蘭豆去絲，用鹽水燙過後切成細絲。

3. 白芝麻磨成粉。在研磨芝麻的缽裡放入稍微燙過、壓去水分的豆腐、砂糖、白味噌、鹽和高湯，混合拌勻。再和步驟1、2的材料混合均勻。

12 中暑

炎熱的天氣，一般人會吃很多冰品、麵類、冷飲、啤酒等，這些大部分都以碳水化合物（醣類）居多，雖然會使血糖上升，但是缺乏轉換成能量的維生素 B1 等營養素。在酷熱的夏天，愛運動的男高中生幾乎每天都吃泡麵和冰甜飲，長久下來，有時候會出現突然無法站立等奇怪症狀。主要的原因就是缺乏維生素 B1 所引起的精神官能症。人體排出的汗水中含有血液裡的維生素、鐵、鈣等礦物質，因此必須透過飲食來補充這些營養素，更要攝取具抗氧化作用的食材，以對抗紫外線所引起的氧化壓力（oxidative stress）。

重要

高維生素 B1

高抗氧化物質

適合的食材

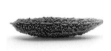

番茄

番茄的茄紅素有很強的抗氧化作用，可以保護身體對抗紫外線和中暑。

苦瓜

苦瓜有豐富的鉀、類胡蘿蔔素和維生素C。在沖繩地區，苦瓜正是炎暑中重要的維生素 C 來源。

火腿

一樣是火腿，用腿肉做成的比里肌肉做成的維生素含量高出 3 成，比起香腸脂肪也比較少。

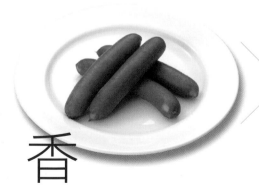

最佳食材

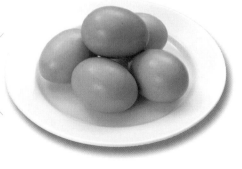

香腸

豬肉的維生素 B1 是牛肉的 4 倍之多。豬肉香腸料理簡單，是很方便的加工食品。

蛋

蛋含有豐富的優質蛋白質和維生素 B1 等維生素。膽固醇過高的人，一天最多吃一顆蛋就夠了。

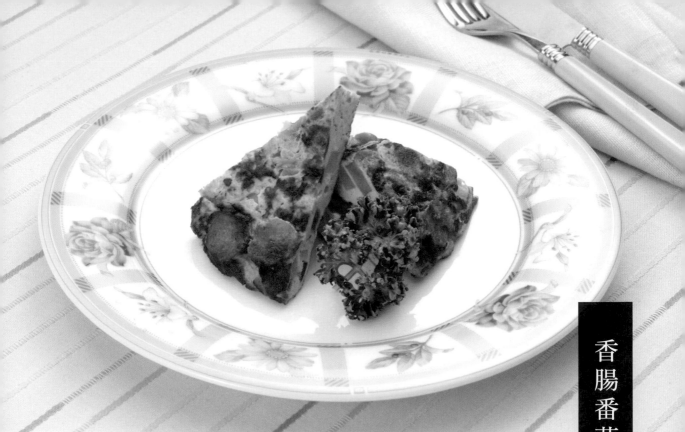

香腸番茄歐姆蛋

好食料理 × 中華涼麵

材料 2人份

蛋 3顆
鹽、胡椒 少許
牛奶 2大匙
起司粉 1又1/3大匙
香腸 2根
洋蔥 1/4顆
番茄 1顆
青椒 1顆
橄欖油（沙拉油） 2大匙
巴西里末 少許

1　香腸切段；洋蔥、青椒、番茄切成1公分塊狀。平底鍋裡倒入橄欖油加熱，放入洋蔥、青椒和香腸快炒後起鍋。

2　蛋打到碗裡，加入牛奶、起司粉、鹽和胡椒調味。放入巴西里末、番茄、炒過的洋蔥、青椒和香腸。

3　平底鍋裡倒入橄欖油（沙拉油）加熱，倒入步驟2的材料，輕輕攪拌成半熟狀態，轉小火，蓋上鍋蓋煎3分鐘。翻面再煎3分鐘即可盛盤。

4　切成適當大小，一旁點綴巴西里。

材料 2人份

中華麵 2球　　　　醋 1/5杯
小黃瓜 1/2根　　　醬油 1/5杯
蛋 2顆　　　　　　砂糖 1又1/3大匙
海帶芽 30克　　　雞骨高湯 60ml
叉燒肉 50克　　　麻油 1小匙
紅薑 10克　　　　沙拉油 適量
黃芥末 1/2小匙

1　蛋煎成蛋皮，切絲。小黃瓜和叉燒肉也切成細絲。

2　海帶芽稍微泡水去除鹽分，再沖滾水後擰乾水分，切成適當大小。

3　黃芥末以醋調開，加入醬油、砂糖、高湯和麻油，調成淋醬。

4　用大量滾水煮麵，瀝乾後用流動清水搓去黏液，放入冰水冰鎮。

5　麵瀝除水分，放入容器中，擺上步驟1、2的材料，放上紅薑增色，最後淋上步驟3的淋醬。

13 罹患熱疾病

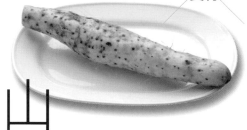

山藥

山藥富含可幫助消化的酵素,對於因炎熱而功能減弱的腸胃很有幫忙。酵素怕熱,因此建議最好生食。

炎熱夏天體溫太高降不下來,主要是因為體內的冷卻系統不健全所致。一般來說,血液中的水分會變成汗水或蒸氣,透過皮膚散熱以調降體溫。但一旦身體裡的水分不夠,散熱系統就無法確實運作。因此越是炎熱,越要補充水分,除此之外,也必須一併攝取會隨著身體水分一起流失的鈉、鉀、鈣、鐵等礦物質。一旦熱疾病症狀產生,首先換到涼爽的地方,讓身體鎮定、體溫冷卻下來,接著慢慢喝冷水或稀釋的運動飲料。這時的腸胃功能比較不好,也可以吃一些好消化、好吸收的湯或味噌湯,同時補充水分和流失的礦物質等營養素。

牛奶

牛奶富含身體容易吸收的維生素和礦物質,是很好的食材。可以直接喝,不敢喝牛奶的人可以加進湯品中。

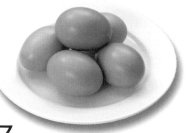

蛋

蛋黃是維生素和礦物質的寶庫。比起生吃,加熱過的蛋比較好消化。

重要

高水分

高鉀

高鈣

高鐵

高鈉

―― 適合的食材 ――

鳳梨

鳳梨的酵素很多,有消化蛋白質的作用,建議可以和肉類一起料理。此外,水分、維生素和礦物質也很豐富。

白蘿蔔

白蘿蔔含有可消化澱粉的酵素,維生素 C 以及鉀等礦物質也很豐富。

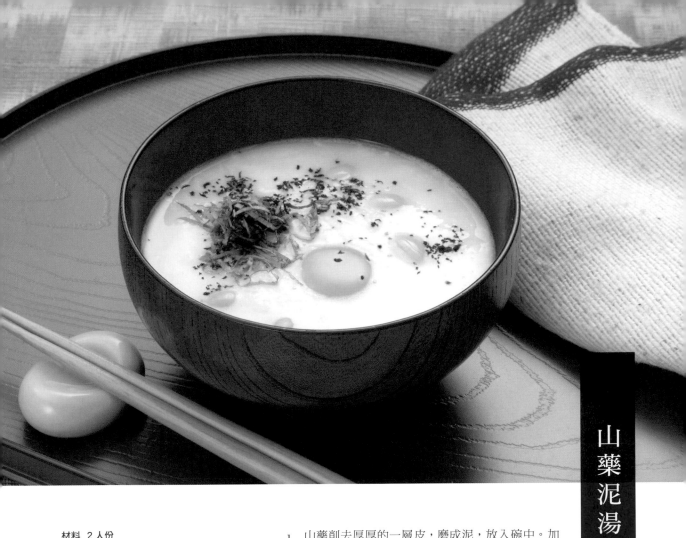

好食料理 × 溫泉蛋清湯

材料　2 人份

山藥　100 克　　　鵪鶉蛋　2 顆
高湯　1 杯　　　　綠紫蘇　1 片
牛奶　1/4 杯　　　剝好的毛豆　20 克
鹽　少許　　　　　紫蘇香鬆　適量
薄口醬油　1 小匙

1　山藥削去厚厚的一層皮，磨成泥，放入碗中。加入冷卻的高湯和牛奶稀釋，再以鹽和薄口醬油調味。

2　倒入器皿中，放入鵪鶉蛋和燙過的毛豆。

3　點綴切細的綠紫蘇，撒上紫蘇香鬆。

材料　2 人份

蛋　2 顆
鹽　1/2 大匙
醋　1 大匙
鴻喜菇　50 克
鴨兒芹　1/4 把
高湯　2 杯
醬油　1/2 小匙

1　水放入鍋裡加熱，沸騰後轉小火，加入鹽和醋，慢慢把蛋打進水裡。用筷子撥攏蛋白以包附住蛋黃。

2　等到蛋呈半熟狀態便撈起，移到水中。

3　另起鍋，加入高湯煮到沸騰，接著放入切成適當大小的鴻喜菇和鴨兒芹，用鹽和醬油調味，和步驟 2 的溫泉蛋輕輕地一起盛入碗中。

14 改善頻尿症狀

當膀胱累積一定量的尿液，就會感覺到有尿意而想上廁所。而頻尿指的是一天排尿超過八次，可能是細菌跑入膀胱造成發炎所引起的，如果有排尿疼痛、殘尿感或發燒，就要立刻就醫。除了以上症狀，有時也會因膀胱無力而漏尿。這種狀況可以藉由做體操或膀胱訓練等來增加膀胱肌肉力量，以求改善。如果習慣喝太多含有咖啡因或酒精等利尿作用強的飲料，必須減少攝取這類飲料。此外，**皂素**（saponin）含量多的豆類、**瓜胺酸**（citrulline）含量多的西瓜及營養補充品等有些也有利尿作用，要注意攝取。

重要

高抗氧化物質

低咖啡因

適合的食材

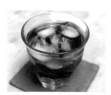

麥茶
麥茶沒有一般茶類的成分，更完全不含咖啡因，不管小孩或老人都非常適合。

純果汁
純果汁不但不含咖啡因，還能同時攝取蔬果中的維生素和礦物質。

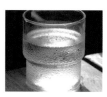

礦泉水
礦泉水不含咖啡因，也不用擔心水受到細菌污染，適合大量補充水分時飲用。

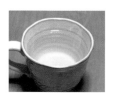

開水
煮過沸騰的開水沒有細菌污染的疑慮，也不含咖啡因，是安心、安全的水分補給方法之一。

蔓越莓汁

最佳食材

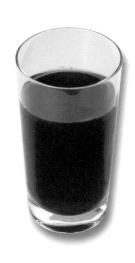

蔓越汁對於改善尿道等細菌感染非常有效。在細菌感染發生率高的老人福利機構都有在喝。

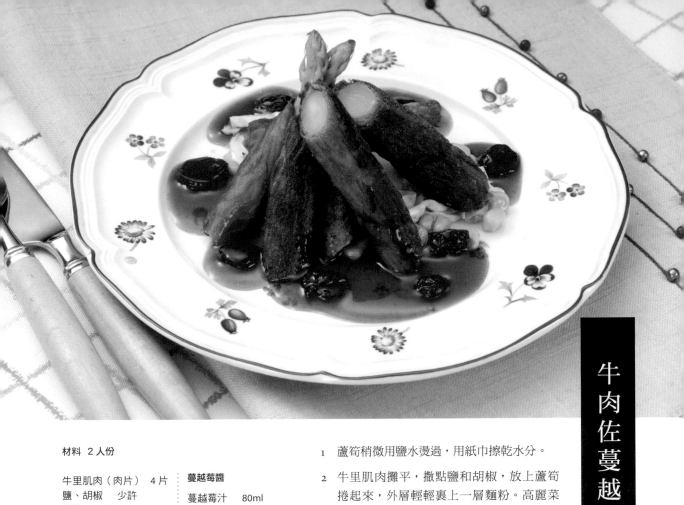

材料　2 人份

牛里肌肉（肉片）　4 片
鹽、胡椒　少許
蘆筍　4 根
麵粉　適量
高麗菜　1 片
玉米　30 克
沙拉油　1/2 大匙

蔓越莓醬

蔓越莓汁　80ml
冷凍蔓越莓（果實）　10 克
牛肉粉　1/2 小匙
蜂蜜　1/2 大匙
太白粉水　1/2 大匙

1　蘆筍稍微用鹽水燙過，用紙巾擦乾水分。

2　牛里肌肉攤平，撒點鹽和胡椒，放上蘆筍捲起來，外層輕輕裹上一層麵粉。高麗菜切成 0.5 公分細絲，連同玉米以沙拉油炒過，用鹽和胡椒調味。

3　平底鍋中倒入沙拉油加熱，放入牛肉蘆筍捲去煎。煎好後切對半。

4　另起鍋倒入蔓越莓汁加熱煮滾，加入牛肉粉、蜂蜜、蔓越莓果肉，稍微煮一下，再以太白粉水勾芡。

5　盤子中鋪上高麗菜絲，放上牛肉蘆筍捲，周圍淋上蔓越莓醬即完成。

材料　2 人份

吉利丁　5 克
蔓越莓汁　400ml
砂糖　8 大匙
水　100ml

1　鍋裡放入少量的水，將吉利丁泡軟。

2　泡軟的吉利丁和水、砂糖一起以小火加熱。

3　當吉利丁融化後便關火，加入蔓越莓汁，倒進果凍模型中稍微冷卻，再放入冰箱凝固。

材料　2 人份

乳酸飲料　2 大匙
蔓越莓汁　500ml

1　玻璃杯中倒入乳酸飲料和蔓越莓汁，攪拌混合均勻。也可加入碳酸飲料或冰塊。

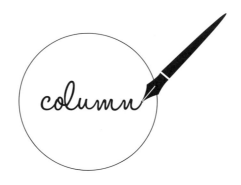

專欄 1

食品中的天然消化藥

白蘿蔔、山藥、長芋等都含有天然的消化酵素，其中主要是消化澱粉的澱粉酵素（amylase），其強大的消化力和腸胃藥不相上下。這些食材透過磨成泥、破壞細胞，就會釋放出酵素。但因為酵素是由蛋白質所組成，一旦加熱，酵素的作用就會消失。

山藥麥飯的做法是在不好消化的麥飯上淋上山藥泥一起食用，利用山藥泥的消化作用來減少對腸胃的負擔，是非常好的一道料理。吃天婦羅時通常會搭配白蘿蔔泥，也是想藉由白蘿蔔泥的澱粉酵素來促進因油膩而消化不良的消化道作用。如此一來，太膩的料理也能吃來爽口。

蛋白質分解酵素一般存在於木瓜、鳳梨、芒果、奇異果中，適合和肉類料理一起搭配食用。但這些水果一旦高溫加熱，做成罐頭，消化酵素的作用就消失了。

腸胃不好的人，可以多吃生的白蘿蔔泥、山藥、長芋，或是上述的新鮮水果，以幫助提升腸胃功能。腸胃功能。

維生素 ACE 是最佳抗氧化高手

β-胡蘿蔔素（β-carotene）、維生素 C、E 都是具有抗氧化作用的維生素。由於 β-胡蘿蔔素是維生素 A 的主要來源，因此三者可合稱為「維生素 ACE」。其中以維生素 E 的抗氧化力最強，β-胡蘿蔔素（維生素 A）和維生素 C 則有輔助維生素 E 的作用。紅番茄、大蒜、綠葉蔬菜等黃綠色蔬菜，都可以簡單攝取到維生素 A 和 C；維生素 E 則多含於魚類、堅果類和植物油中，但這些食材就比較少維生素 A 和 C。而南瓜除了有維生素 A 和 C 之外，也有很豐富的維生素 E。但這裡指的是西式的南瓜，表面凹凸不平、呈黑色的日本南瓜則不在此列，要特別注意。

何謂氧化和抗氧化作用？

研究身體老化或生病的原因，會發現氧氣所帶來的壞處。氧氣在人體中不可或缺，但如果它是存在於空氣中、不會產生任何變化的穩定分子也就算了，偏偏在生物反應中，當能量產生時，氧氣會變得不安定而產生化學反應（氧化）。如此氧氣所產生的非必要的反應，推測可能就是造成身體老化或生病的原因。例如血液中的低密度脂蛋白膽固醇（LDL cholesterol）一旦產生氧化，會屯積在動脈血管中而造成動脈硬化。

一般常見的氧化反應是與氧氣結合的燃燒，蘋果削皮後表面會變成咖啡色，也是和氧氣接觸所產生的反應。預防氧化而產生變質，就稱為抗氧化作用。人體中本來就有抗氧化酵素，但會隨著年齡增長而慢慢減少，並不是一直都很充足，因此有時會無法抵抗強烈的氧化作用。這時就必須從飲食中攝取有抗氧化作用的食材，讓身體不再氧化。換句話說，就是讓身體不再生鏽。

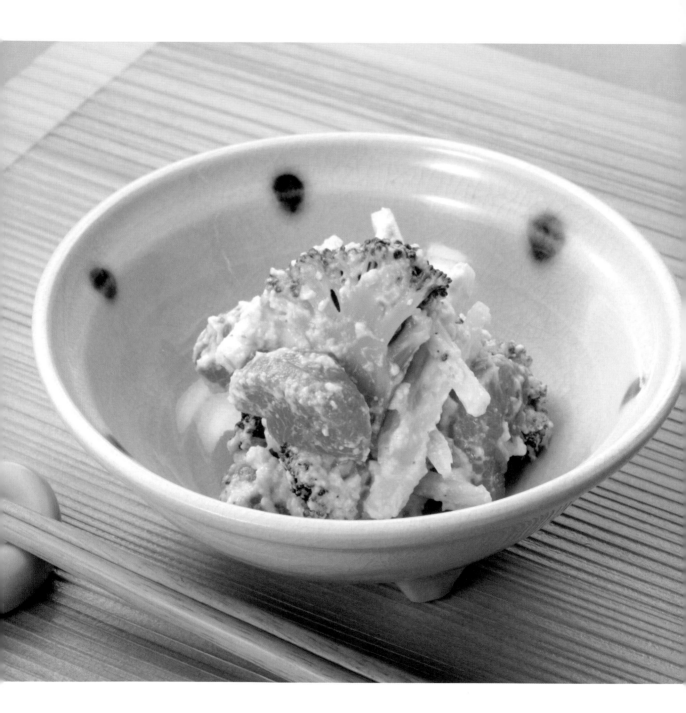

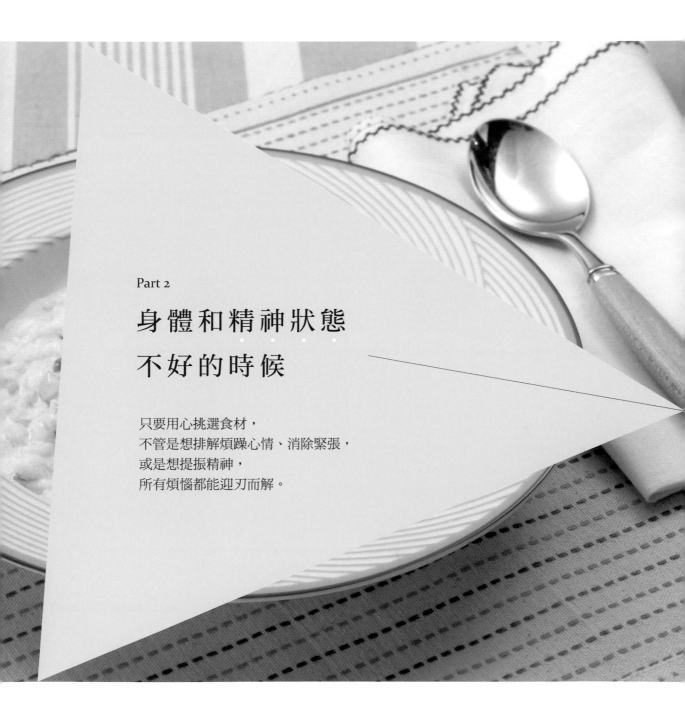

Part 2

身體和精神狀態
不好的時候

只要用心挑選食材，
不管是想排解煩躁心情、消除緊張，
或是想提振精神，
所有煩惱都能迎刃而解。

15 調整肌膚狀態

肌膚的色澤、彈性反映了人的營養及荷爾蒙狀態與健康程度。肌膚的蛋白質就是**膠原蛋白**，想擁有美麗肌膚，含有必需胺基酸的優質蛋白質，以及形成膠原蛋白必備的維生素 C 缺一不可。而**菸鹼酸**（維生素 B₃）和**維生素 B2** 則是調整肌膚狀態的必備營養素。這些營養素不足，肌膚會變得粗糙。此外，紫外線和汽機車排放廢氣也會傷害肌膚，這時可以藉由有抗氧化作用的維生素 C、E 以及類胡蘿蔔素來抵抗。想要保有水潤彈性的肌膚，就必須規律飲食與睡眠，並且適度運動，使女性荷爾蒙分泌順暢。減肥等極端的禁食或抽菸，都會造成女性荷爾蒙分泌不正常。

 重要

生素B2高維

高菸鹼酸

高蛋白質

化物質高抗氧

運動

適合的食材

番茄

番茄除了有維生素 C，茄紅素等類胡蘿蔔素也非常豐富，其抗氧化作用可以保護肌膚免受菸害。

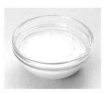

優格

豐富的優質蛋白質與維生素。在意熱量的人可以選擇低脂優格。

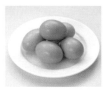

蛋

蛋和乳製品都是優質蛋白質的來源。蛋白含有蛋白質與維生素 B2，蛋黃則有豐富的維生素 E。

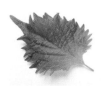

綠紫蘇

綠紫蘇可以補充乳製品和蛋所沒有的類胡蘿蔔素與維生素 C，是非常方便的食材，也有抗氧化作用。

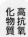

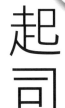

牛腿肉

最佳食材

牛腿肉富含優質蛋白質與菸鹼酸。肉類一般而言脂肪較多，相對脂肪含量較少的腿肉是比較好的選擇。

起司

牛奶、起司、優格等乳製品都含有豐富的優質蛋白質與維生素 B2，可以促進肌膚再生，營養效果非常好。

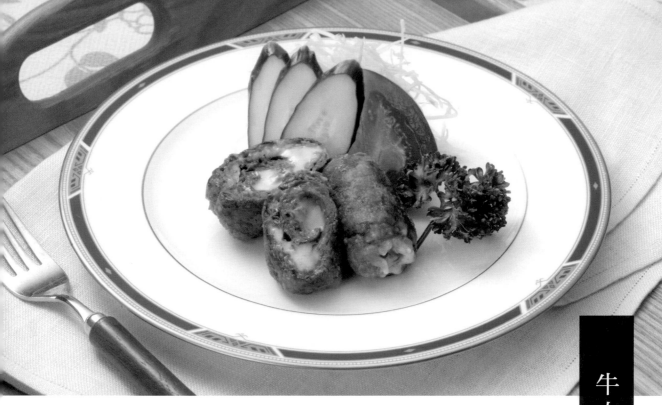

牛肉起司捲

材料 2 人份

牛腿肉片　4 片
鹽、胡椒　少許
起司片　2 片
綠紫蘇　2 片
綜合味噌（例如混合紅味噌與白味噌）　1 大匙
芝麻粉　2 小匙
沙拉油　1 小匙
高麗菜　40 克
小黃瓜　20 克
番茄　1/4 顆
巴西里　適量

1　牛肉攤平，撒點鹽和胡椒，薄薄塗上一層調好的綜合味噌。接著撒上滿滿的芝麻粉，放上起司片和綠紫蘇，捲起來。

2　平底鍋放入沙拉油加熱，放入牛肉捲，邊煎邊不斷轉動。

3　高麗菜切絲，小黃瓜切片，和番茄一起盛盤。牛肉捲對半斜切，放入盤中。

好食料理 × 番茄燉豬肉

材料 2 人份

豬五花　150 克
鹽、胡椒　少許
罐頭水煮番茄　1/2 罐
洋蔥　1/2 顆
大蒜　1/3 瓣
麵粉　適量
白酒　2 大匙
番茄汁　1 杯
黃芥末　1/2 小匙
沙拉油　1/2 大匙
奶油　1/2 大匙
水芹　1/2 把

1　豬肉切成一口大小，撒上鹽和胡椒，裹上麵粉。

2　番茄（去除汁液）、洋蔥、大蒜切末。

3　平底鍋裡用一半的沙拉油和一半的奶油來煎豬肉，煎好取出備用。

4　放入剩餘的沙拉油和奶油，依序炒大蒜、洋蔥、番茄。再放入煎好的豬肉和白酒、番茄汁，燉煮 7～8 分鐘。

5　依個人喜好，加入以鹽和胡椒調味好的黃芥末。最後以水芹點綴。

16 保養頭髮

頭髮是由硫含量多的**蛋白質角蛋白**（keratin）所形成，想要增加髮量，就必須攝取硫胺基酸含量高的蛋白質。而屬於優質蛋白質的肉類和魚類等肉品，大多含有豐富的含硫胺基酸，黃豆等植物性蛋白質的含硫胺基酸則較少。肉類及魚類等的優質蛋白質甚至還會形成促進頭髮生長的生長因子，但並非所有肉類都可以，最好選擇脂肪較少的部位。因為脂肪較多的霜降、五花等部位不但蛋白質較少，脂肪也太多，會對頭皮的血流造成影響，反而有礙頭髮生長。

適合的食材

重要

高動物性蛋白質

生素B2 高維

化物質 高抗氧

運動

高菸鹼酸

低脂肪

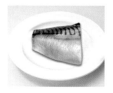

鯖魚
不只有含硫胺基酸，也有豐富的 Omega-3 脂肪酸，可以促進頭皮血流順暢。

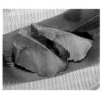

青甘魚
有豐富的優質蛋白質與 Omega-3 脂肪酸，維生素 E 含量也很多，可以促進頭皮血流順暢。

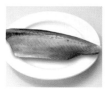

鰹魚
富含 Omega-3 脂肪酸，菸鹼酸含量更是所有食物中最多的。菸鹼酸正是頭皮健康最重要的營養素。

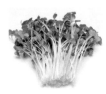

蘿蔔嬰
蘿蔔嬰除了有維生素 C 和類胡蘿蔔素之外，維生素 E 的含量在蔬菜中堪稱豐富，等於具備所有抗氧化維生素。

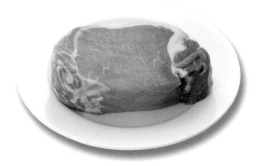

最佳食材

豬里肌肉

牛奶、起司、優格等乳製品都含有豐富的優質蛋白質與維生素 B2，可以促進肌膚再生，營養效果非常好。

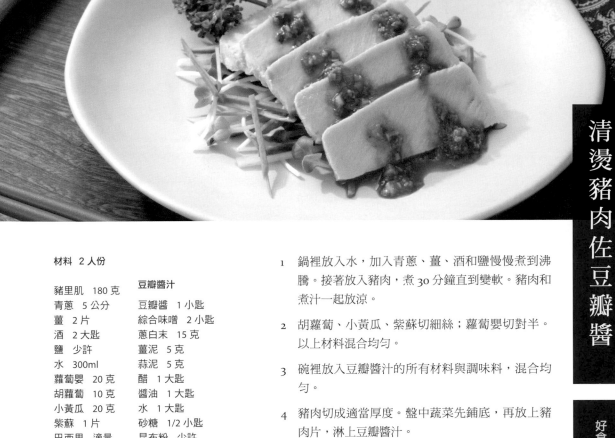

材料　2人份

豬里肌　180 克	豆瓣醬汁
青蔥　5 公分	豆瓣醬　1 小匙
薑　2 片	綜合味噌　2 小匙
酒　2 大匙	蔥白末　15 克
鹽　少許	薑泥　5 克
水　300ml	蒜泥　5 克
蘿蔔嬰　20 克	醋　1 大匙
胡蘿蔔　10 克	醬油　1 大匙
小黃瓜　20 克	水　1 大匙
紫蘇　1 片	砂糖　1/2 小匙
巴西里　適量	昆布粉　少許

1　鍋裡放入水，加入青蔥、薑、酒和鹽慢慢煮到沸騰。接著放入豬肉，煮 30 分鐘直到變軟。豬肉和煮汁一起放涼。

2　胡蘿蔔、小黃瓜、紫蘇切細絲；蘿蔔嬰切對半。以上材料混合均勻。

3　碗裡放入豆瓣醬汁的所有材料與調味料，混合均勻。

4　豬肉切成適當厚度。盤中蔬菜先鋪底，再放上豬肉片，淋上豆瓣醬汁。

材料　2人份

鰹魚　1/5 尾	大蒜　1 瓣
白蘿蔔　100 克	蘘荷　1/2 根
青蔥　1/2 根	椪醋醬油　適量
薑　10 克	鹽　適量

1　鰹魚皮朝下橫放，用 4 ～ 5 根鐵串串起魚肉，以大火炙烤，表面上色後立刻放入冰水中冰鎮。擦乾水分，以垂直下刀方式切成生魚片，輕輕撒點鹽。

2　白蘿蔔磨成泥，壓去多餘的汁液。青蔥切末，薑切細絲，蘘荷切斜薄片，大蒜磨成泥。薑和蘘荷過水備用。

3　鰹魚片盛盤，撒上步驟 2 的材料，以椪醋醬油調味即可。

材料　2人份

青甘魚　300 克	醬油　1/4 杯
白蘿蔔　300 克	水　350ml
砂糖　1 大匙	沙拉油　1 大匙
味醂　1/4 杯	柚子皮　少許

1　青甘魚切成大塊，用熱水快速燙過便放入冷水中，去除魚鱗、污血和髒污。

2　鍋子以沙拉油潤鍋，放入切滾刀的白蘿蔔拌炒。待白蘿蔔稍微變軟後，加水將白蘿蔔煮到軟。

3　接著放入青甘魚塊，以大火煮到沸騰，撈去浮渣後蓋上鍋蓋，用中火煮 4 ～ 5 分鐘。

4　加入砂糖、味醂、醬油（約留下 1 大匙），以大火燉煮。當煮汁收到剩一半時，加入剩下的醬油和柚子皮即完成

17 消除眼睛疲勞

很多因素都容易造成眼睛疲勞，例如盯著螢幕看太久、在強光下工作、眨眼次數太少、眼鏡度數不夠、健康狀態不好等。想要改善，可以先試著避開長時間的凝視、多看綠色植物、增加眨眼次數、按摩眼周促進血流順暢等。維生素 A 和 DHA 對於消除眼睛疲勞很有效，大多存在於眼睛深處的視網膜中。確實攝取維生素 A 可以預防眼角膜乾燥。視網膜含有**葉黃素和玉米黃素**等類胡蘿蔔素，可以保護眼睛免於光害所造成的氧化反應。其他具有抗氧化作用的維生素以及花青素等類黃銅，對消除眼睛疲勞也都非常有用。

重要

素 A 高維生

高 DHA

高葉黃素

高玉米黃素

適合的食材

海鰻

海鰻的營養成分和鰻魚很像，但維生素 A 和 DHA 含量只有鰻魚的一半，熱量也只有一半。

鮪魚

有豐富的維生素 A 和 DHA，特別是魚眼睛，DHA 含量更是豐富。

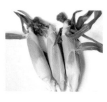

玉米

和蛋黃一樣，玉米的黃色含有很多葉黃素和玉米黃素，對眼睛健康很有幫助。

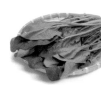

菠菜

菠菜的色素中多含有葉黃素和玉米黃素，眼睛疲勞時可以多多攝取。

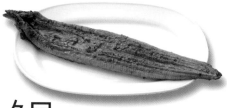

最佳
食材

鰻魚

鰻魚有很豐富的維生素 A、DHA 等維生素和礦物質。經動物實驗證明，攝取 DHA 會提高眼睛對光的反應。

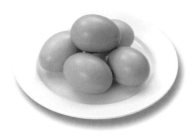

蛋

蛋黃的黃色是葉黃素和玉米黃素的顏色，多存在於視網膜中。蛋殼的顏色則和營養成分完全無關。

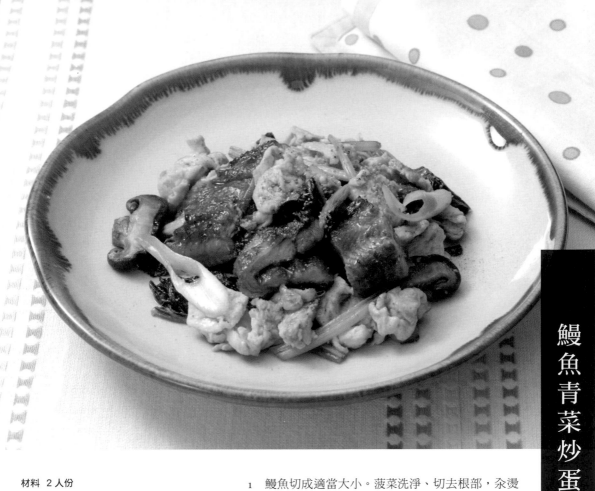

鰻魚青菜炒蛋

材料　2人份

蒲燒鰻　1/2 片
菠菜　1/4 把
蔥白　1/4 根
香菇　2 朵
蛋　2 顆
鹽、胡椒　少許
酒　1 大匙
沙拉油　1/2 大匙
麻油　1 小匙
山椒　少許

1　鰻魚切成適當大小。菠菜洗淨、切去根部，汆燙後擰去水分，切長 4 公分長段。蔥白斜切。香菇切厚片。

2　平底鍋放入沙拉油加熱，倒入以鹽和胡椒調味好的蛋汁，炒熟後取出備用。

3　鍋裡放入沙拉油及麻油加熱，炒蔥白和香菇。接著加入鰻魚、菠菜，灑點酒快炒，再加入蛋一起拌炒。

4　以鹽和胡椒調味後即可盛盤，最後撒點山椒。

好食料理 × 涼拌菠菜和吻仔魚

材料　2人份

菠菜　1 把
鹽　少許
吻仔魚乾　20 克
炒白芝麻　1 大匙
砂糖　2 小匙
醬油　2 小匙
高湯　1 又 1/2 大匙

1　菠菜切除根部，以鹽水汆燙後擰去水分，切成適當長度。

2　吻仔魚乾淋上熱水後瀝乾水分。

3　白芝麻加入砂糖、醬油和高湯，做成芝麻醬。

4　芝麻醬和吻仔魚乾混合拌勻。

18 嚴重生理痛

生理期的劇烈疼痛（生理痛），主要是子宮肌肉強烈收縮所導致。引起子宮收縮的主因之一正是**前列腺素**（prostaglandin），這是一種脂質性、類似荷爾蒙的物質。有生理痛的女性越來越多，其中原因可推測為飲食習慣的改變，使得前列腺素的攝取量比起以往變多了。想要預防或治療生理痛，建議多攝取可抑制前列腺素形成的 Omega-3 脂肪酸，但現代人普遍都攝取不足。前列腺素是由多存在於植物性油脂中的**亞麻油酸**（linoleic acid），以及魚類以外的動物性脂肪所製成，因此要避免攝取過多這類脂肪，特別是在生理期前，最好比平常更控制攝取量。

適合的食材

重要

Omega-3 脂肪酸 高

油亞麻酸 低

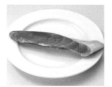

鮭魚

鮭魚有非常豐富的 Omega-3 脂肪酸、維生素 D 和優質蛋白質。且汞含量低，可安心食用。

鯖魚

Omega-3 脂肪酸含量最多的魚類之一。菸鹼酸、維生素 B2 也很多，有美肌作用，可多攝取。

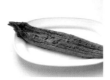

鰻魚

Omega-3 脂肪酸、維生素、礦物質含量多的食材，也含有製造女性荷爾蒙時所需的膽固醇。

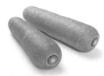

胡蘿蔔

含豐富類胡蘿蔔素和維生素 C。胡蘿蔔的**抗發炎作用**同時可抑制前列腺素的產生。

土魠魚

最佳食材

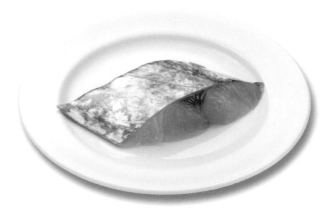

青背魚的脂肪大多是 Omega-3 脂肪酸，和亞麻油酸等植物性油脂相互競爭作用下，可以抑制造成生理痛的前列腺素形成。

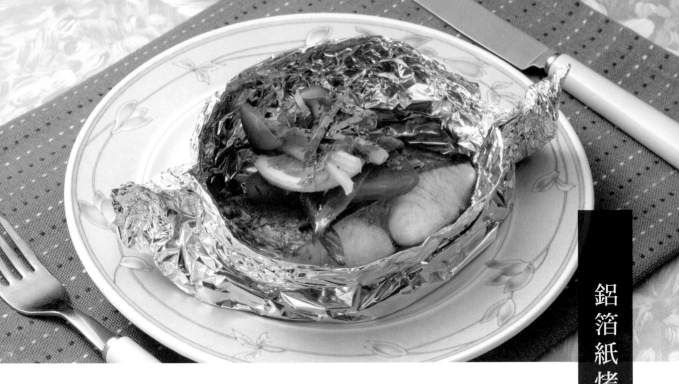

材料 2 人份

土魠魚片 80 克 ×2 片	檸檬片 2 片
鹽、胡椒 少許	芹菜葉 2 片
椪醋醬油 1 又 1/2 大匙	青海苔 少許
鴻喜菇 20 克	酒 1 大匙
青椒 1/2 個	奶油 10 克
芹菜 20 克	
番茄 30 克	

1 土魠魚片抹上鹽和胡椒。鴻喜菇分成小株。青椒、芹菜切絲。番茄切薄片。

2 鋁箔紙攤平，放上魚片，疊上芹菜葉、番茄、檸檬片，撒上鴻喜菇、青椒和芹菜。

3 淋上椪醋醬油和酒，放上奶油和青海苔後，將鋁箔紙包起來。放入烤箱以 180℃ 或小烤箱以中火烤約 10 分鐘。

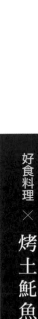

材料 2 人份

土魠魚 2 片
醬油 2 大匙
味醂 2 大匙
酒 2 大匙
醃薑 2 根

1 在土魠魚表皮劃十字刀紋，放入混合醬油、味醂和酒的醃醬中醃漬 30 ～ 40 分鐘，並不時翻面。

2 烤網加熱。放上魚片，先烤皮的那面。兩面都烤至約 8 分熟。

3 淋上之前的醃醬 2 ～ 3 回，兩面都烤到乾為止。

4 盛盤，一旁搭配醃薑。

材料 2 人份

鯖魚 2 片	砂糖 1 又 1/2 大匙
薑 1 片	醬油 1/2 大匙
青蔥 2 根	紅味噌 2 大匙
水 5 大匙	鹽 適量
酒 3 大匙	

1 鯖魚撒上薄薄一層鹽，靜置 10 分鐘。之後以熱水澆淋。

2 薑去皮（皮不要丟），切成薑絲。青蔥切成適當長度。

3 鍋裡放入酒、水、砂糖、醬油煮開，放入薑皮和鯖魚。再一次煮沸後，蓋上鍋蓋，以中火煮約 10 分鐘。

4 待鯖魚煮熟後，加入紅味噌融解，轉小火煮 2 ～ 3 分鐘，注意不要燒焦。最後放上青蔥和薑絲點綴。

19 化解煩躁

當事情進行不順利時，有時會生氣，感到煩躁。這時身體血糖會下降，分泌大量壓力荷爾蒙。因此，想消除煩躁情緒，就要提升血糖，降低壓力荷爾蒙。甜食可以快速被身體吸收，使血糖上升。換句話說，因為煩躁而一直吃甜食的人，等於在不知不覺中提升了身體的血糖值。要穩定情緒，另外就是要增加血清素含量。**血清素**有控制腦神經的作用，是由胺基酸中的**色胺酸**所形成。色胺酸是一種必需胺基酸，只能從飲食中取得。

適合的食材

重要

高醣質

高色胺酸

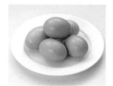 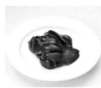 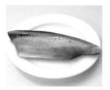 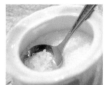

蛋
蛋白有豐富的色胺酸，可以製造血清素。蛋黃膽固醇較高，要注意攝取。

肝
肝含有許多蛋白質、維生素、礦物質，色胺酸含量也很豐富。

鰹魚
鰹魚含有許多必需胺基酸，也有很多胺基酸代謝時所必須的維生素 B6，是很好的食材。

砂糖
好消化、吸收快，會立刻提升血糖。吃糖會使大腦分泌快樂物質，但吃太多也不行。

優格

最佳
食材

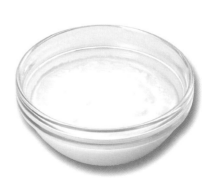

優格是富含優質蛋白質的乳製品。在優格所含的蛋白質中，胺基酸中的色胺酸含量豐富，可以轉化為血清素。

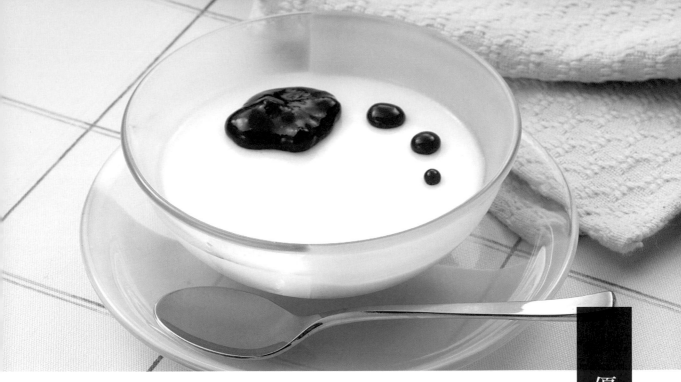

材料 2 人份

原味優格 300 克
吉利丁粉 1 又 1/3 大匙
牛奶 1/2 杯
砂糖 40 克
可爾必思 2 大匙
水 2 大匙
藍莓果醬 2 小匙

1 吉利丁粉以 2 大匙的水發泡備用。

2 鍋裡放入原味優格、牛奶、砂糖、可爾必思,慢慢煮沸。接著加入發泡的吉利丁粉。

3 將吉利丁確實融解,可以的話稍微過濾一下。稍微放涼後,倒入容器中,放入冰箱凝固。

4 藍莓果醬以少量的水調開,做成醬汁,淋在優格凍上一起享用。

材料 2 人份

鰹魚 120 克
小黃瓜 1/2 根

醬料

醬油 2 小匙
沙拉油 1 小匙

香辛料

洋蔥 1/4 小顆
蝦夷蔥 2 根
薑 12 克
醃黃瓜 5 克

1 鰹魚清除血合後,切成一口大小的塊狀。小黃瓜斜切成薄片。

2 香辛料的洋蔥切末過水,去除辣度,瀝乾備用。薑磨成泥,醃黃瓜切末。醬料也先混合做好備用。

3 容器中鋪上小黃瓜,放上鰹魚和備好的香辛料,淋上醬料。

材料 2 人份

馬鈴薯 2 顆
鹽、胡椒 少許
番茄 1/4 顆
原味優格 60 克

美乃滋 1 大匙
鮮奶油 1/2 大匙
檸檬汁 少許
蝦夷蔥 1 根

1 馬鈴薯去皮,切成 4 等份,汆燙後瀝乾。接著放入平底鍋,和鹽、胡椒一起拌炒成雪花馬鈴薯。注意不要燒焦。番茄稍微燙一下以去皮,切成小丁。

2 製作優格醬。原味優格中加入美乃滋、鮮奶油和檸檬汁,拌勻,以鹽和胡椒調味,放入一半的番茄丁。

3 冷卻的雪花馬鈴薯盛盤,淋上優格醬,撒上剩下的番茄丁。

20 消除緊張

在重大考試或發表會前夕，任誰都會越來越緊張。這種時候，可以藉由飲食來抑制緊張情緒，冷靜下來為當天做好準備。感到緊張時，**自律神經**中的**交感神經**會處於興奮狀態，而副交感神經具有反向能力，只要產生作用，就可以紓解緊張。刺激副交感神經一個很好的方法，就是吃東西。吃一些平常習慣的料理或食材，會刺激副交感神經，達到冷靜交感神經的作用。此外，充足的睡眠也很重要。脂肪高的食材會增加在胃部停留的時間，請盡量避免。而可促進熟睡的褪黑素（melatonin）是由必需胺基酸中的色胺酸所形成，因此想消除緊張情緒，可多攝取。

重要

高色胺酸

低咖啡因

適合的食材

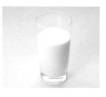

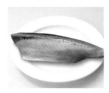

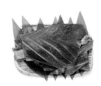

牛奶

有豐富色胺酸的方便食材。飲用時稍微加溫，以避免刺激消化道。

優格

牛奶經乳酸發酵而成，比牛奶更好消化吸收，是可以幫助優質睡眠的食材。

鰹魚

鰹魚不只有色胺酸，菸鹼酸含量是所有食材裡最豐富的。菸鹼酸可保護神經。

鮪魚

有豐富的色胺酸、菸鹼酸、鐵及 Omega-3 脂肪酸。孕婦及產婦需注意攝取量。

蛋

最佳食材

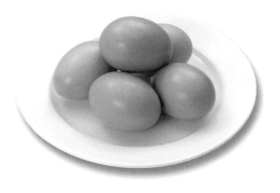

蛋是營養豐富食材的代表，也是餐桌上的常見食材，富含優質睡眠所必須的色胺酸及維生素。

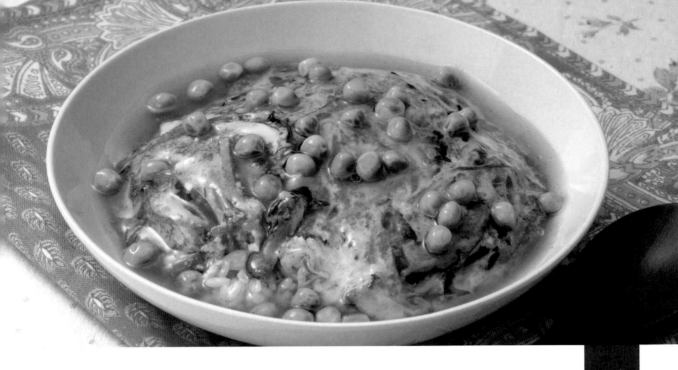

材料　2 人份

蛋　3 顆
蟹肉　30 克
乾香菇　2 朵
木耳　2 片
清燙竹筍　30 克
蔥白　1/4 根
胡蘿蔔　30 克
鹽、胡椒　少許
白飯　400 克
青豆　30 克
沙拉油　1 大匙
麻油　1 小匙

芡汁

中式高湯　3/4 杯
鹽　少許
醬油　1 小匙
砂糖　1/2 大匙
薑汁　適量
太白粉水　1 大匙

1　乾香菇和木耳以溫水泡開，將各自一半的量切成薄片，另一半切絲。燙竹筍、胡蘿蔔和蔥白切絲備用。

2　製作芡汁。鍋裡倒入高湯煮沸，加入調味料和薑汁，接著以太白粉水勾芡，最後加入青豆。

3　大碗裡打入蛋，放入蟹肉、乾香菇、木耳、燙竹筍、蔥白和胡蘿蔔混合，以鹽和胡椒調味。

4　中式炒鍋放入沙拉油和麻油加熱，倒入步驟 3 的食材，煎成圓形至半熟即可。

5　飯盛入碗中，蓋上步驟 4 的煎蛋，淋上芡汁。

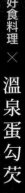

好食料理 × 溫泉蛋勾芡

材料　2 人份

蛋　2 顆
鹽　1/2 小匙
醋　1 大匙
金針菇　1/4 包
魚板　1/4 片
鴨兒芹　1/4 把
高湯　150ml
醬油　1/2 大匙
味醂　1 小匙
太白粉　1 小匙
水　1/2 大匙

1　金針菇切去根部。魚板切成細絲。鴨兒芹切成適當長度。

2　熱水中放入醋和鹽煮沸。將蛋一顆一顆慢慢打進熱水裡，用筷子收攏蛋白把蛋黃包裹起來，待半熟時撈出瀝乾。

3　另起鍋，放入高湯、醬油、味醂煮沸，接著放入步驟 1 的食材再稍微煮滾，最後用太白粉水勾芡，淋在步驟 2 的溫泉蛋上。

材料　2 人份

鮪魚　150 克
山藥　100 克
蛋白　1 顆
鹽　少許
蛋黃　2 顆
烤海苔　1/4 片
醬油　1 大匙
黃芥末　少許
醋　適量

1　鮪魚切成小塊狀。山藥去皮，泡入醋水中，之後取出磨成泥，邊磨邊加蛋白和鹽以稀釋。

2　黃芥末和醬油混合，做成芥末醬油。再和鮪魚塊拌勻。

3　步驟 2 的鮪魚塊盛盤，淋上山藥泥。最後點綴蛋黃和切成細絲的烤海苔。

21 重要的日子

在重要的日子，建議可以吃一些好消化、好吸收、不會對消化道造成刺激、可提高腦中血流量、沒有利尿作用且可以放鬆情緒的東西。要促進消化吸收，必須避免體內的血液循環過度集中在腸胃。早餐可以提高體溫，促進腦中血液循環，一定要吃。以麵包、米飯、穀類等碳水化合物為主，再補充礦物質與維生素B，例如雞肉、火腿、蛋、海苔、牛奶、優格、起司等。維生素C的攝取可以藉由水果來補充。刺激性強的香辛料要盡量避免。午餐選擇可舒緩情緒的美味便當，只要有確實補充蔬菜等注意營養均衡，也可以吃一些自己喜歡的東西。

重要 / 高醣質 / 高維生素B群 / 高礦物質

適合的食材

海苔
又稱為「海中的蔬菜」，維生素及礦物質含量非常驚人，是高營養價值的食材。

起司
有很豐富的蛋白質、維生素及礦物質，但鐵和維生素含量比較低，需要從其他食材中攝取。

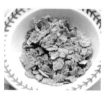

穀類
種類多，營養價值非常高，搭配牛奶一起吃，就是一道營養滿分的餐點。

梅乾
緊張、沒有食欲時，梅乾中的酸味——檸檬酸（citric acid）可喚醒食欲。

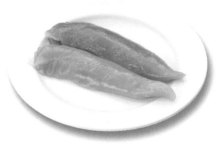

雞胸肉

最佳食材

雞胸肉有豐富的優質蛋白質和維生素，另一方面，會對腸胃造成負擔的脂肪含量卻很少，是清爽的食材。搭配梅乾一起食用可促進食欲。

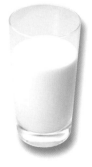

牛奶

喝牛奶可以輕鬆攝取到許多維生素和礦物質。沒有食欲時，只要喝一杯溫牛奶，就能補充到多種營養素。

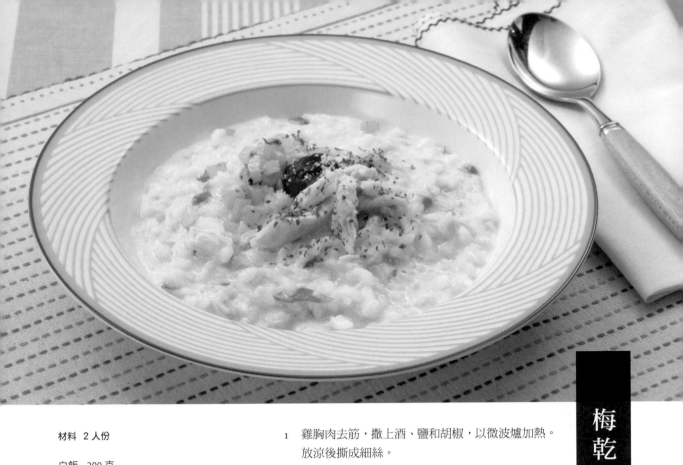

材料 2 人份

白飯 200 克
水 1 杯
牛奶 1 杯
雞湯粉 1 小匙
雞胸肉 1 片
酒 2 大匙
白蘿蔔葉 適量
沙拉油 2 小匙
鹽、胡椒 少許
起司粉 適量
青海苔 適量
梅乾 2 顆

1　雞胸肉去筋，撒上酒、鹽和胡椒，以微波爐加熱。
　　放涼後撕成細絲。

2　梅乾去籽，將一半的量切碎。白蘿蔔葉切碎，以
　　沙拉油稍微炒過備用。

3　鍋裡放入水、牛奶、雞湯粉慢慢煮沸。接著加入
　　白飯輕輕拌勻，並以鹽和胡椒調味。

4　加入切碎的梅乾、雞肉絲和炒過的白蘿蔔葉，最
　　後加入一半的起司粉。

5　盛盤，將雞胸肉、白蘿蔔葉和梅乾稍微均勻分散，
　　最後撒上剩下的起司粉和青海苔。

梅乾燉飯

好食料理 × 磯邊捲

材料 2 人份

麻糬 4 片
海苔 1/2 片
醬油 適量

1　麻糬邊翻邊烤至全熟。中途
　　刷上 2 ～ 3 次醬油。

2　烤好後再刷上一層醬油，用
　　海苔包捲起來。

材料 2 人份

土司 2 片
奶油 適量
美乃滋 1 大匙
披薩醬 2 大匙
蛋 1/2 顆
培根 2 片
青椒 1/2 顆
洋蔥 1/6 小顆
小番茄 2 顆
起司片 2 片
巴西里末 1/2 小匙

1　蛋煮至全熟，切成片狀。培根切小
　　塊後炒成焦香。青椒、小番茄切片。
　　洋蔥切薄片。

2　土司依序輕輕抹上奶油、披薩醬和
　　美乃滋。擺上步驟1的食材，放上
　　起司片，以小烤箱烤5分鐘，最後
　　放上巴西里末。

22 改善睡眠品質

睡眠品質不好的原因很多，例如煩惱不安、勞動不足、就寢時間不定、集中精神工作到太晚、噪音、光害等，甚至是心臟或血液循環的問題，都會造成無法熟睡。想要睡得舒服，睡前必須發揮副交感神經作用，讓身體和心靈處於放鬆的狀態。把電視音量轉小、燈光轉暗，或是泡個溫水澡，都很有用。一旦身心放鬆，周遭環境變暗，大腦自然會分泌褪黑素等物質，進入睡眠狀態。此外，睡前三小時就不要再進食了，如此較能獲得舒適的睡眠品質。必需胺基酸中的色胺酸是形成褪黑素的主要成分，可促進副交感神經發揮作用，達到安眠的效果。

重要

高色胺酸

運動

適合的食材

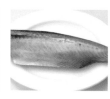

蜆

富含色胺酸，此外，牛磺酸（taurine）、鐵等礦物質含量也非常豐富，有助從疲勞恢復。

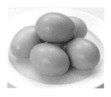

鰹魚

有豐富的優質蛋白質、色胺酸和維生素B群。身體或精神過度疲勞時可食用。

蛋

含豐富優質蛋白質、色胺酸和維生素。膽固醇含量較高，最好一天吃一顆就好。

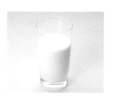

牛奶

睡前喝一杯溫牛奶可幫助睡眠，原因在於牛奶中的色胺酸有助眠效果。

肝   最佳食材

可形成色胺酸的褪黑素含量豐富，另有許多維生素及礦物質。當身體過於疲累、腸胃功能較弱時也可食用。

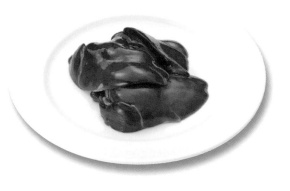

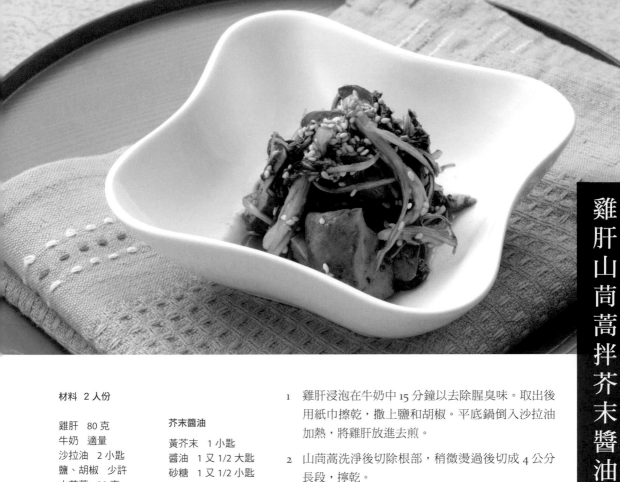

雞肝山茼蒿拌芥末醬油

材料 2人份

雞肝　80 克
牛奶　適量
沙拉油　2 小匙
鹽、胡椒　少許
山茼蒿　30 克
白芝麻　5 克

芥末醬油

黃芥末　1 小匙
醬油　1 又 1/2 大匙
砂糖　1 又 1/2 小匙
高湯　1 又 1/2 大匙
醋　2 小匙

1　雞肝浸泡在牛奶中 15 分鐘以去除腥臭味。取出後用紙巾擦乾，撒上鹽和胡椒。平底鍋倒入沙拉油加熱，將雞肝放進去煎。

2　山茼蒿洗淨後切除根部，稍微燙過後切成 4 公分長段，擰乾。

3　芥末醬油的調味料混合拌勻備用。

4　煎好的雞肝對切，放入大碗中，再放進山茼蒿和白芝麻拌勻，淋上一半的芥末醬油。盛入小碟中，再淋上剩下的芥末醬油。

材料 2人份

蜆　80 克
蝦夷蔥　1 根
紅味噌　30 克
水　2 杯
昆布　3 公分方形

1　蜆泡水一晚吐沙。以殼與殼互搓的方式洗去表面黏液。

2　鍋裡放入水、蜆和昆布，煮沸後取出昆布。撈去浮末後將味噌融入湯中，最後撒上蝦夷蔥末。

材料 2人份

蛋　3 顆
蝦子　4 隻
毛豆　110 克
烤星鰻　20 克
鹽　少許
沙拉油　適量

調味料

薄口醬油　1/2 大匙
味醂　1/2 大匙
高湯　1/4 杯

1　蝦子去除腸泥，以淡鹽水燙過後放入冷水中冰鎮。剝殼，切成 1 公分寬。

2　毛豆燙過後剝殼取出豆仁。烤星鰻切成約 1 公分的塊狀。

3　蒸盤裡塗抹上沙拉油。

4　把蛋打勻，盡量不要起泡。加入調味料和步驟 1、2 的材料。

5　步驟 4 倒入鍋中，用木勺從鍋底不斷攪拌煮至半熟。

6　步驟 5 倒入蒸盤中，放入預熱 120 ～ 130℃的烤箱中，以隔水加熱方式去烤。烤好後冷卻，切成適當大小盛盤。

23 提振精神

明明有很多該做的事沒做，但就是提不起勁……提起精神行動時，大腦會分泌多巴胺（dopamine），這是一種神經傳導物質。當大腦中的多巴胺變少，整個人就會提不起勁，不想做事，嚴重還會影響到記憶力和專注力，產生無力感，沒有精神。持續不改善，會變得不愛與人來往，漸漸與社會脫節，最後變成帕金森氏症。要預防這種病症，必須刺激分泌多巴胺，而形成多巴胺的材料正是食材中的必需胺基酸 —— **苯丙胺酸**（phenylalanine）和**酪胺酸**（tyrosine）。

適合的食材

重要

高酪胺酸

高苯丙胺酸

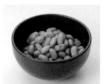

黃豆

黃豆蛋白質中富含的必需胺基酸即為苯丙胺酸。由黃豆製成的黃豆粉非常好消化。

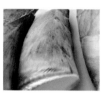

竹筍

清燙竹筍所產生的白色粉狀物質，就是酪胺酸，千萬不要洗掉，可以直接吃。

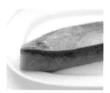

油甘魚

油甘魚富含苯丙胺酸和酪胺酸。代謝胺基酸所必須的維生素 B6 也很豐富。

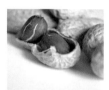

花生

堅果類都有很豐富的苯丙胺酸和酪胺酸，其中又以花生的含量最多。

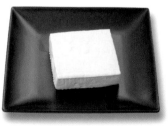

木棉豆腐

富含優質蛋白質。苯丙胺酸和酪胺酸含量也很多，可形成多巴胺。豆腐中蛋白質含量多寡依序為木棉豆腐→嫩豆腐。

最佳食材

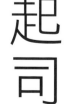

起司

富含苯丙胺酸及酪胺酸，可形成多巴胺。但比起奶油起司或茅屋起司（cottage cheese）含量較少。

材料　2 人份

清燙竹筍　200 克
柴魚片　3 克
沙拉油　1 小匙
清酒　2 大匙
醬油　2 大匙
砂糖　2 大匙

1　竹筍切成較大的長片狀。

2　平底鍋以沙拉油潤鍋，放入竹筍邊炒邊加入清酒、醬油和砂糖調味，最後撒上柴魚片。

材料　2 人份

牛里肌肉　200 克
酒　2 小匙
蛋　半顆
鹽、胡椒　少許
太白粉　1 大匙
花生　20 克
薑　1/2 片
蠔油　2 小匙
紅甜椒　1 顆
蘿蔔嬰　1 包
沙拉油　1 又 1/2 大匙

混合調味料

肉汁清湯　2 大匙
砂糖　1 又 1/3 小匙
胡椒　少許
太白粉　1 又 1/3 小匙

1　牛肉切成一口大小，撒上鹽、胡椒、酒和太白粉。

2　薑切成絲。花生壓碎。

3　平底鍋倒入沙拉油潤鍋，放入步驟 1 炒到全熟，取出備用。

4　炒蠔油和薑絲，再將步驟 3 倒回鍋中拌炒，加入混合調味料。

5　容器中鋪上蘿蔔嬰，盛入步驟 4，均勻撒上花生和紅甜椒絲。

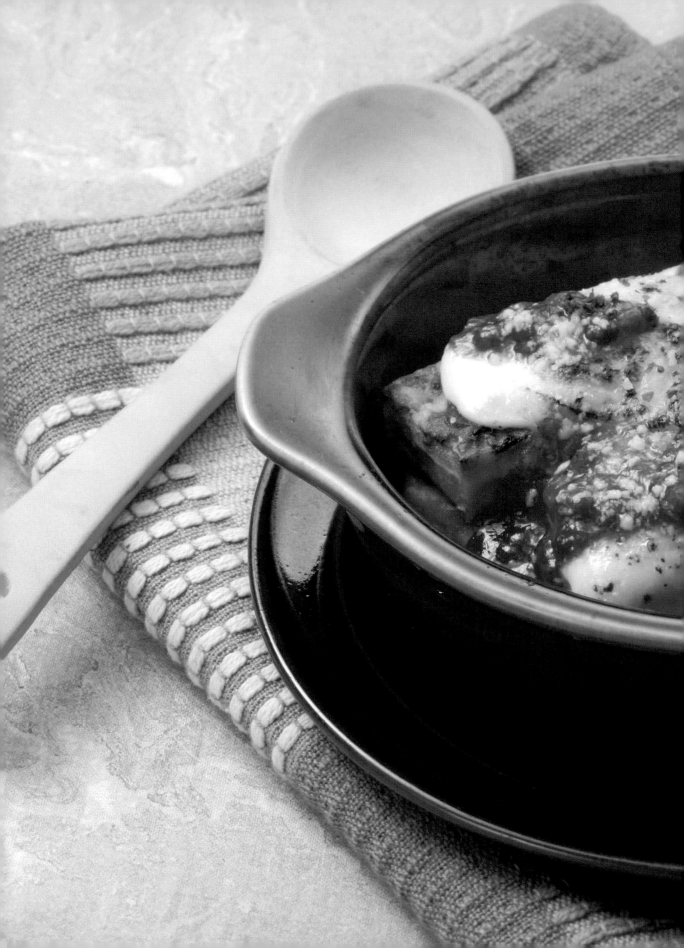

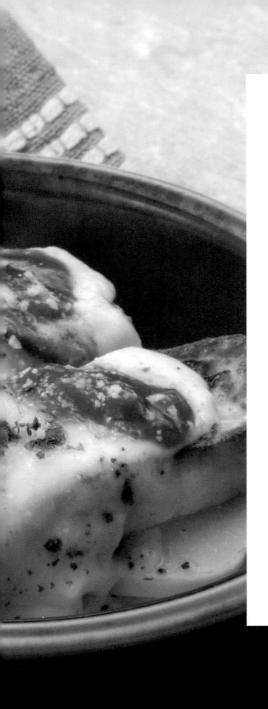

焗烤豆腐

材料　2 人份

木棉豆腐　1 塊
麵粉　適量
鹽、胡椒　少許
清燙竹筍　40 克
高麗菜　1 片
沙拉油　2 小匙
白醬　100 克
美乃滋　1 大匙
肉醬　50 克
焗烤起司　30 克
起司粉　1 大匙
巴西里末　少許

1　豆腐確實壓除水分，切成適當大小，撒上鹽、胡椒、麵粉。平底鍋倒入沙拉油加熱，將豆腐放入煎到有焦香味。

2　高麗菜切成 0.5 公分寬。竹筍切薄片。

3　平底鍋裡倒入沙拉油，放入高麗菜和竹筍稍微拌炒，以鹽和胡椒調味。

4　焗烤盤裡鋪上高麗菜和筍片，放上煎好的豆腐，淋上美乃滋和白醬混合的醬料，再放上肉醬。

5　撒上焗烤起司和起司粉，放入 180℃的烤箱，或以小烤箱的中火烤到上色、剛剛好的焦香度。最後撒上巴西里末。

24 提升記憶力

負責記憶力的是一種叫做**乙醯膽鹼**（acetylcholine）的神經傳導素，而乙醯膽鹼則是由**膽鹼**（choline）形成。膽鹼會對腦部發育造成很大影響，因此在美國被視為必需維生素，有一定的攝取量規範。動物實驗結果顯示，懷孕中或出生後膽鹼攝取不足，會使得負責記憶的大腦海馬體發展遲緩，造成記憶力與認知能力障礙。相反地，若出生後立即補充膽鹼，記憶力與學習力都有驚人的發展，且效果能持續一輩子。雖然不知道人體是否也有同樣效果，但可以確定的是，膽鹼對於負責記憶的海馬體發展不可或缺。海馬體是大腦儲存記憶的地方，即使是成人，其神經細胞仍會一直不斷增加，因此若想提升記憶力，攝取膽鹼是必要的。

重要

高膽鹼

適合的食材

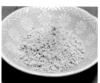

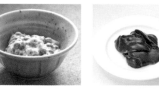

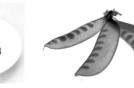

黃豆粉

黃豆即使加工磨成粉，一樣含有豐富的膽鹼成分。且黃豆粉不需經過料理就能食用，消化吸收能力也很好。

納豆

黃豆發酵而成的納豆同樣有很豐富的膽鹼，而且經由發酵，還可提高黃豆的消化吸收力。

肝

膽鹼主要作用的大腦、神經及肝臟都含有很多膽鹼成分，其中代謝營養素的肝臟可說是營養素的寶庫。

荷蘭豆

成熟豆類的卵磷脂中富含膽鹼，而未成熟的青豆所含的膽鹼，大約是成熟豆的一半。

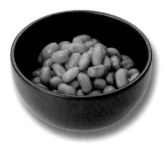

最佳
食材

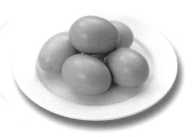

黃豆

黃豆油脂成分中的大豆卵磷脂含有許多膽鹼。但黃豆一旦加工製成豆腐，其膽鹼含量就會減少。

蛋

蛋黃中的卵磷脂有許多膽鹼。美乃滋就是利用蛋黃卵磷脂的作用製成的。

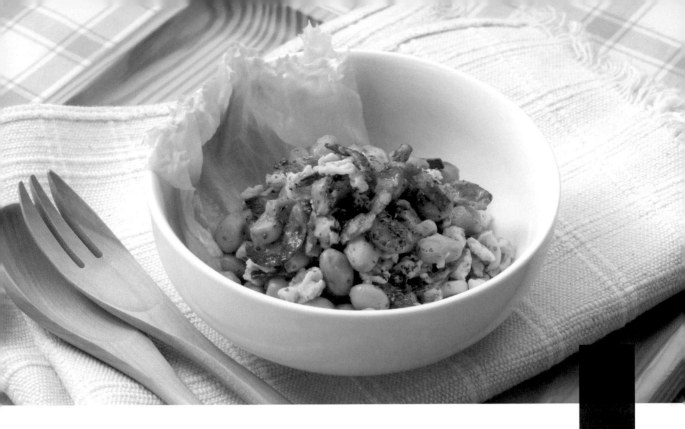

材料　2 人份

水煮黃豆　100 克
洋蔥　40 克
玉米粒（罐頭）　40 克
培根　1 片
蛋　1 顆
沙拉油　1/2 大匙
鹽、胡椒　少許
無油沙拉醬　2 大匙
萵苣　1/2 片
乾燥巴西里　少許

1　水煮黃豆以篩網瀝乾水分，澆淋熱水，冷卻後確實瀝去水分。玉米粒以同樣方法處理後，和黃豆一同放入大碗中混勻，備用。

2　平底鍋裡倒入一半的沙拉油加熱，將培根煎至焦脆，起鍋。蛋以鹽和胡椒調味、拌勻，用平底鍋中殘留的沙拉油做成炒蛋。

3　在放有黃豆及玉米的大碗中，放入培根、炒蛋，以及泡過水的洋蔥末，混合均勻後，淋上無油沙拉醬。

4　容器中鋪上萵苣，將步驟 3 繽紛盛裝，最後撒上乾巴西里末。

好食料理 × 黃豆沙拉

好食料理 × 滑蛋荷蘭豆

好食料理 × 納豆湯

材料　2 人份

納豆　50 克
蒟蒻　1/4 塊
木棉豆腐　1/4 塊
鴨兒芹　1/2 把
小魚高湯　4 杯
紅味噌　60 克

1　納豆切碎，研磨壓碎、加入少量小魚高湯調勻。

2　蒟蒻斜切成 2 片，再切成細絲。鴨兒芹切成適當長度。豆腐壓乾水分備用。

3　鍋中倒入高湯和蒟蒻，稍微煮滾後，融入紅味噌，加入納豆和剝碎的豆腐，最後再放入鴨兒芹。

材料　2 人份

荷蘭豆　60 克
蛋　2 顆
高湯　1/2 杯
砂糖　2/3 大匙
鹽　1/5 小匙

1　荷蘭豆剝去豆筋，稍微用鹽水汆燙後泡在冷水中。接著瀝乾水分，斜切成 3 等份。

2　鍋中倒入高湯煮沸，加入鹽、砂糖和步驟 1 後再次煮滾。打好的蛋以畫圓的方式倒入鍋中，待煮至半熟即可熄火。

25 提升運動效果

運動除了消耗卡路里之外，也會消耗大量的營養素，也就是產生能量與肌肉的必需維生素。身體產生能量必須要有維生素 B1、B2 及菸鹼酸等維生素 B 群；產生肌肉蛋白質則必須要有維生素 B6。因此，運動時若沒有增加這類維生素的攝取，其他吃下肚的營養素也只是白費，無法轉化為能量和肌肉。此外，運動會消耗大量氧氣，在剛開始激烈運動時，身體容易產生有害的活性氧，為了排除這種有害物質，就必須補充抗氧化物質。補充營養的最佳時機是運動完 30 分鐘內，效果最好。這時可以補充適當的水分及鐵質，有助減輕疲勞。

適合的食材

重要

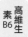
高維生素 B1

高維生素 B2

高菸鹼酸

高維生素 B6

高蛋白質

  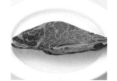 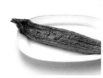

蔥

蔥的臭味含有和大蒜類似的成分，可提升維生素 B1 的作用，且能在體內長存。

蛋

蛋是富含多種維生素的好食材，特別是代謝營養素不可或缺的維生素 B 群含量相當豐富。

牛肉

牛肉有豐富的優質蛋白質和維生素 B 群，對於促進產生肌肉或代謝能量都非常有幫助。

鰻魚

鰻魚除了有優質蛋白質和優質脂肪外，也有很豐富的維生素和鐵等礦物質。

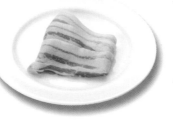

最佳食材

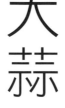

豬肉

醣類要轉換成能量，需要維生素 B1 的作用。而豬肉雖然含有驚人的維生素，但因為是水溶性，都無法長留在體內。

大蒜

大蒜的臭味成分蒜素一旦和維生素 B1 結合，就能長留在體內，發揮長時間的效力。

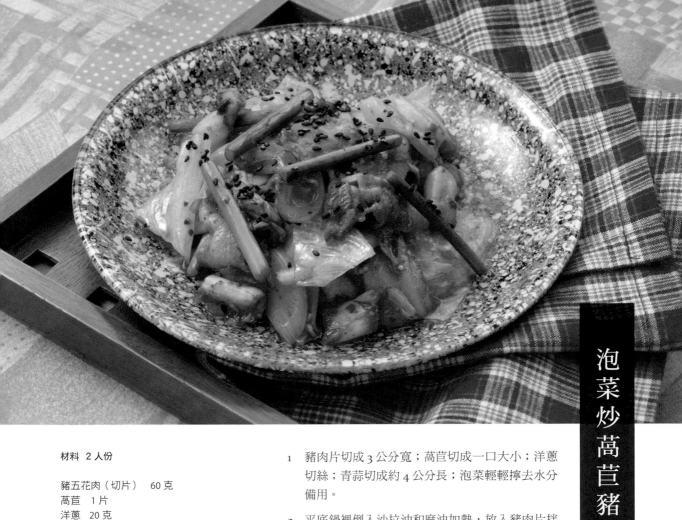

材料 2 人份

豬五花肉（切片） 60 克
萵苣 1 片
洋蔥 20 克
青蒜 20 克
泡菜 40 克
蒜末 1 小匙
沙拉油 1 小匙
麻油 1/2 小匙
醬油 1 小匙
砂糖 1/2 小匙
酒 1 小匙
黑芝麻 適量

1 豬肉片切成 3 公分寬；萵苣切成一口大小；洋蔥切絲；青蒜切成約 4 公分長；泡菜輕輕擰去水分備用。

2 平底鍋裡倒入沙拉油和麻油加熱，放入豬肉片拌炒。接著依序炒蒜末和洋蔥→青蒜→泡菜。用醬油、砂糖、酒調味。

3 起鍋前加入萵苣稍微拌炒。盛盤，撒上黑芝麻。

好食料理 ✕ 豬肉湯

材料 2 人份

豬腿肉 70 克
白蘿蔔 35 克
胡蘿蔔 10 克
地瓜 35 克
牛蒡 10 克
蒟蒻 1/8 塊
青蔥 1 根
高湯 2 杯
紅味噌 30 克
醋 適量

1 豬肉切小塊。蒟蒻切短片狀，以熱水汆燙。牛蒡切斜片，泡在醋水中。白蘿蔔、胡蘿蔔及地瓜切成 1/4 圓片狀；青蔥切成適當長度。

2 鍋中倒入高湯，煮滾後放入豬肉，邊煮邊撈去浮末。

3 剩下的材料放入鍋中煮到軟，接著融入紅味噌，稍微煮滾即可熄火。

26 減少體脂肪

經由一百名女學生實際減肥後得到證實，減肥雖然可以減少體重，卻無法一併減少體脂肪。體重雖然減輕了，事實上大多只是減掉肌肉，並沒有減到太多脂肪。但若是在某種飲食條件下，這些女學生的體脂肪卻能大幅減少，而且非但不會減少肌肉量，反而還增加了。同樣的方法換成男學生，結果發現多數人罹患代謝症候群的風險都降低了。而這個令人好奇的「某種條件」，就只是在減肥時每天必定喝低脂牛奶，攝取足夠的維生素 D，如此而已。也就是說，攝取鈣質和維生素 D 可以有效減少體脂肪。

適合的食材

重要

高鈣

素 D 高維生素

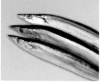

秋刀魚
含有豐富的優質蛋白質、脂肪和維生素。其維生素 D 含量在魚類中僅次於鮭魚。

鯖魚
含有豐富的優質蛋白質、脂肪和維生素，而且維生素 D 及 Omega-3 脂肪酸含量也很多。

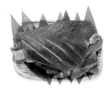

鮪魚
豐富的優質蛋白質、脂肪和維生素。特別是鮪魚肚部分有很多維生素 D 及 Omega-3 脂肪酸。

高麗菜
低卡路里，豐富維生素 C、K、葉酸及膳食纖維，常被拿來作為減肥食材。

最佳食材

鮭魚
富含優質蛋白質、脂肪及各種維生素，是所有魚類中維生素 D 含量最豐富的優良食材。

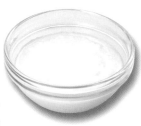

優格
有優質蛋白質、維生素和礦物質，所有食材中鈣質最多、吸收率最好。

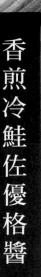

香煎冷鮭佐優格醬

好食料理 × 蔥鮪鍋

材料 2 人份

鮭魚切片　80 克 x2 片
鹽、胡椒　少許
大蒜粉　少許
白酒　2 大匙
水　2 大匙
日式高湯粉　1/2 小匙
高麗菜　40 克
小黃瓜切片　4 片
番茄　1/4 顆
檸檬　1/8 顆

優格醬

原味優格　40 克
牛奶　1 大匙
橄欖油　2 小匙
咖哩粉　1/2 小匙
鹽、胡椒　少許
巴西里末　少許

1　鮭魚抹上鹽、胡椒及大蒜粉醃漬入味。平底鍋裡放入白酒、水、日式高湯粉加熱，之後放入鮭魚，蓋上鍋蓋以中火煎 5 分鐘。魚肉熟了之後，稍微放涼，之後放入冰箱冷藏。

2　製作優格醬的調味料及材料混勻，放入冰箱冷藏。高麗菜切絲；小黃瓜切片；番茄切成半月形。

3　盤子裡放上高麗菜、小黃瓜及番茄，將冷藏的鮭魚擺在靠近自己一方，淋上優格醬，附上檸檬即可。

材料 2 人份

鮪魚　250 克
蔥白　3 根
鴨兒芹　1 把
薑　8 克
高湯　2 杯
酒　2 大匙

醬油　1 又 1/2 大匙
味醂　1/2 大匙
鹽　1/3 小匙
七味粉　適量
黃芥末　適量

1　鮪魚斜切成約 1 公分的厚片；蔥白和鴨兒芹切成適當長度；薑去皮後先切成薄片，再切絲。

2　高湯放入土鍋中煮沸，接著以酒、醬油、味醂、鹽調味，做成煮汁。

3　薑散入到步驟 2 的煮汁中，放入鮪魚、蔥白烹煮。最後放入鴨兒芹。待所有食材都煮熟後，依個人喜好沾七味粉或黃芥末食用。

27 舒緩曬傷

強烈紫外線會傷害身體細胞，使身體感到發燙、發熱。若放任不管，傷害會進而引起老化反應（氧化反應或發炎症狀）。一旦受到強烈紫外線的曝曬，必須盡快抑制發燙及發炎症狀，以阻止產生有害身體的反應。這時可以從外部來冷卻身體以抑止發燙，或是攝取有抗氧化及抗發炎作用的食材，從體內抑制氧化和發炎反應。許多抗氧化食材都含有抗發炎作用，例如蔬果中的色素（類黃酮）、茶類和紅酒中的單寧等多酚，就屬此類。抗發炎作用較強的營養素包括 Omega-3 脂肪酸、鋅、硒、錳、鎂、銅等。

 重要

高抗氧化物質

Omega-3 脂肪酸高

高鋅

高硒

高錳

高鎂

高銅

適合的食材

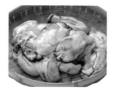

牡蠣

鋅含量最多的食材，也含有許多銅，抗氧化作用非常好。

牛奶

富含抗發炎作用的鋅，具修復肌膚作用的優質蛋白質及維生素 A、B2 也都非常豐富。

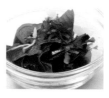

海藻

海藻有很多鎂及錳，抗發炎作用很好。此外礦物質也很豐富。

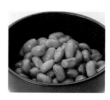

黃豆

有豐富抗發炎作用的鎂、鋅和銅。加工品豆漿和豆腐其含量也很豐富。

最佳食材

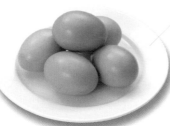

油漬沙丁魚

 蛋

蛋黃有很多鋅的成分。可抗發炎、抗氧化、抗壓的鋅，最適合用來消解日曬所造成的傷害。

沙丁魚含有很多可抗發炎的 Omega-3 脂肪酸及硒。若新鮮沙丁魚取得困難，可以油漬沙丁魚罐頭代替，營養素一樣很充足。

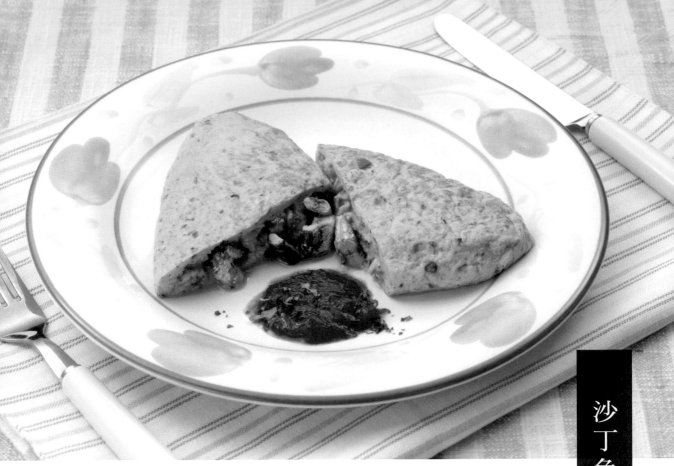

沙丁魚歐姆蛋

好食料理 × 薑烤油豆腐

材料 2 人份

蛋　4 顆	焗烤起司　10 克
油浸沙丁魚　8 尾	巴西里末　少許
洋蔥　1/4 顆	沙拉油　2 小匙
蘑菇　2 個	奶油　10 克
沙拉油　2 小匙	番茄醬　40 克
鹽、胡椒　少許	
起司粉　1 又 1/2 大匙	

1　平底鍋內倒入沙拉油加熱，放入切成小塊的沙丁魚、洋蔥片和蘑菇拌炒，以鹽和胡椒調味。

2　大碗裡放入蛋、鹽、胡椒、起司粉、焗烤起司、巴西里末以及步驟 1 的食材。

3　平底鍋加熱，放入沙拉油及奶油潤鍋後，倒入步驟 2，邊以筷子輕輕攪拌直到受熱均勻。等到半熟時，將所有食材推到平底鍋的前方、做成葉片狀的歐姆蛋。

4　盛盤。附上番茄醬，撒上巴西里末。

材料 2 人份

油豆腐　2 塊
青蔥　2 根
白蘿蔔　80 克
薑　1 片
醬油　少許

1　青蔥切細末，以布巾包起來輕輕揉洗，之後擰乾水分。

2　白蘿蔔磨成泥，去除水分。薑去皮後磨泥。

3　烤網加熱，油豆腐烤熟後盛盤。附上青蔥、白蘿蔔泥、薑泥和醬油。

28 傷口癒合

身體一旦有傷口，就會感到腫痛，這是因為體內的淋巴球正在對抗細菌和病毒。最後，細胞會開始增生，產生新組織而使傷口癒合。想讓這過程盡快且順暢地進行，必須先以消毒劑清洗掉傷口的塵土和細菌，再塗上含有抗生素的藥膏，如此一來就能及早治癒。要想促使細胞快速增生，就得使血流順暢，讓必需營養素、氧氣及細胞增生因子快速運至傷口。因此，細胞增生不可或缺的優質蛋白質和鋅，以及修復肌膚的維生素 A、形成膠原蛋白的維生素 C 就非常重要。可以從飲食中確實攝取，好盡早修復傷口。

適合的食材

重要
- 高蛋白質
- 高維生素 A
- 高鋅

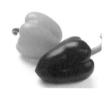
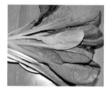

雞肉
雞肉富含優質蛋白質及鋅，可以有效補充修復傷口所必須的營養素。

起司
優質蛋白質、鋅、維生素 A 含量豐富。但茅屋起司和奶油起司的含量較少。

油菜
油菜有很多維生素 A 和 C，有助於肌膚及膠原蛋白的形成。鈣質也很豐富。

甜椒
甜椒有豐富維生素 A 和 C，比起青椒將近多了三倍，也是維生素 C 含量最多的蔬菜。

豬肩里肌肉

最佳食材

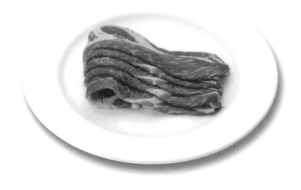

不論是形成肌膚的材料的優質蛋白質，或是促進細胞形成的鋅，都很豐富，對傷口及早修復非常有幫助。

油菜炒豬肉

材料　2人份

豬肩里肌肉　60 克	薑末　1 小匙
油菜　80 克	沙拉油　1/2 大匙
紅甜椒　1/4 顆	麻油　1 小匙

豬肉醃醬	調味料
酒　2 小匙	醬油　2 小匙
醬油　1 小匙	酒　1 大匙
太白粉　2 小匙	鹽　少許
	砂糖　1/2 小匙
	蠔油　1 小匙

1　豬肉切成 3 公分寬；油菜切 4 公分長段；紅甜椒切成有點厚度的薄片。將豬肉放入大碗中和醃醬混合。另外將調味料混勻備用。

2　平底鍋裡加熱沙拉油和麻油，放入豬肉去炒。接著加入薑末和油菜莖的部分先炒，放入紅甜椒。

3　加入油菜葉的部分，再淋上調味料拌炒均勻即可。

好食料理 × 雞肉治部煮

材料　2人份

雞腿肉　1/2 片	
太白粉　適量	
高湯　1/4 杯	
味醂　1 又 1/2 大匙	
砂糖　1 小匙	
薄口醬油　2 小匙	
醬油　1 大匙	
鴻喜菇　1/3 包	
菠菜　1/3 把	
鹽　適量	
山葵　適量	

1　雞肉切除油脂部分後，切斜塊。鴻喜菇切除根部，剝成小株。菠菜整束放入鹽水中汆燙去澀，之後切成適當長度。

2　鍋裡放入高湯、味醂、砂糖、薄口醬油、醬油煮沸。雞肉撒上太白粉放鍋中烹煮。注意肉塊不要黏在一起。

3　當煮汁漸漸濃稠、雞肉熟了之後，將肉塊取出盛盤。

4　鍋中放入鴻喜菇和菠菜稍微燙過後，放入盛有雞肉的盤中，再淋上少許煮汁。最後在上方點綴山葵即可。

好食料理 × 油菜煮豆皮

材料　2人份

油菜　1 把	味醂　1/2 大匙
豆皮　1/2 片	鹽　少許
高湯　1 又 1/4 杯	薄口醬油　1 又 1/2 大匙
砂糖　1 大匙	

1　油菜以滾水稍微燙過後，放入冷水中冰鎮，接著擰乾水分，切成適當長度。

2　豆皮也稍微以滾水燙過，切成適當大小的長段。

3　鍋中放入高湯、砂糖、味醂、鹽、薄口醬油煮沸，接著加入步驟1、2，再稍微煮滾。

4　離火，鍋底以冷水隔水冷卻。

29 炎熱天氣外出前

要保護身體免受炎熱和紫外線傷害，最好的方法就是預防。因為要修復損耗的身體和老化肌膚都需要時間，而這段時間，炎熱和紫外線所造成的既有傷害會持續產生作用。補充水分對舒緩炎熱非常有效，但若是等到口渴才喝水，都已經太遲了，最好在外出前就開始多喝水。因為身體吸收水分需要時間，一次喝太多水，身體能吸收的量也有限。除了水分之外，也必須補充隨著汗水流失的維生素、礦物質和抗氧化物質。稍微冰涼的飲品有助降低體溫、增加吸收率，但太冰的則會造成消化道收縮或痙攣，最後少量慢慢喝。

重要

高水分

高抗氧化物質

高維生素

高礦物質

適合的食材

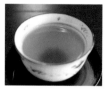

煎茶

喝煎茶可以攝取抗氧化物質兒茶素。要減少攝取有利尿效果的咖啡因，建議可選擇較淡的煎茶。

水蜜桃

水蜜桃除了有豐富的維生素和礦物質之外，也有很多兒茶素等多酚，具有抗氧化效果。

西瓜

紅色西瓜所含的茄紅素有很強的抗氧化作用，鉀含量也很豐富。西瓜 90% 都是水分，炎熱時吃正是時候。

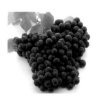

葡萄

葡萄含有很多多酚及類黃酮，具抗氧化效果，再加上 80% 是水分，可以有效對抗炎熱。

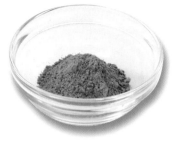

最佳食材

抹茶

吃抹茶可以完全吸收茶葉所含的維生素 A、C、K、礦物質等，也能攝取到許多兒茶素等抗氧化物質。

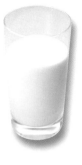

牛奶

喝牛奶除了能補充水分，還能有效攝取隨汗水流失的多種維生素及礦物質。也可以加入乳酸菌飲品一起喝。

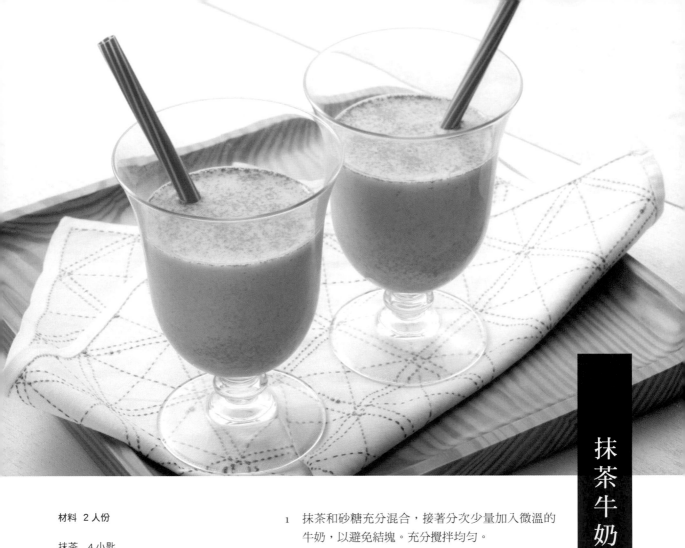

材料 2人份

抹茶　4小匙
牛奶　300ml
砂糖　4小匙
香草精　少許

1　抹茶和砂糖充分混合，接著分次少量加入微溫的牛奶，以避免結塊。充分攪拌均勻。

2　加入香草精。倒入事先以冰塊預冷的玻璃杯中。

材料 2人份

蕨粉　30克
牛奶　180ml
黃豆粉　2大匙
砂糖　1又1/2大匙
鹽　少許

1　大碗中放入蕨粉，分次少量加入牛奶，邊攪拌以避免結塊。

2　步驟1倒入鍋中，以比中火再小一點的火力邊加熱邊以木勺攪拌。慢慢將火轉小，煮到整個變成透明為止。

3　步驟2稍微放涼後，倒入擠花袋（拿掉擠花嘴）中，以適當長度擠入冰水中。更換2-3次冰水，確實冷卻蕨餅。

4　步驟3充分瀝乾。混合黃豆粉、砂糖、鹽，撒在蕨餅上。

30 寒冷天氣外出前

寒冷會帶來細菌、病毒及壓力,要預防這些,必須加強肌膚、喉嚨、氣管的抵抗力,並保持身體溫暖。如果非得馬上外出、想增加身體抗寒力,可以藉由飲食來啟動身體的產熱系統。吃完東西後 30 分鐘,所吃的能量一部分會轉化成熱能,溫暖身體。若飲食中蛋白質含量較高,20-30% 的卡路里就能轉換成熱能。除此之外,辣椒的辣椒素也有發熱效果。維生素 A 可強化肌肉及黏膜,優質蛋白質和維生素 B6 則能產生大量熱能,增加肌肉,提高代謝能力,因此建議在外出前可多多攝取這類營養素。

重要

高蛋白質

素 A
高維生

素 B6
高維生

適合的食材

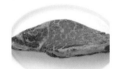

牛肉
牛肉除了有優質蛋白質、維生素 B6 之外,也有豐富的維生素 B 群、鎂、鋅、銅等營養素。

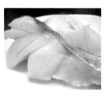

豬肉
豬肉富含優質蛋白質及維生素 B6,其中大腿肉的蛋白質含量是梅花肉的 1.6 倍。

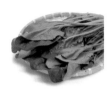

鱈魚
鱈魚脂肪少,肉質清淡細緻,含有優質蛋白質。夠新鮮的話,營養素較能完全吸收。

菠菜
含豐富維生素 A、C。即使經過汆燙,維生素 A 含量依舊不變,但維生素 C 則少了一半。

雞肉

最佳
食材

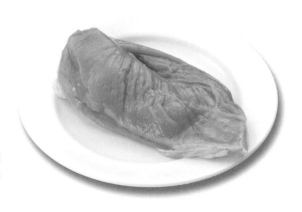

雞蛋富含優質蛋白質、維生素 B6、A。吃雞肉會使身體產生熱能,是最適合在外出前攝取的食材。

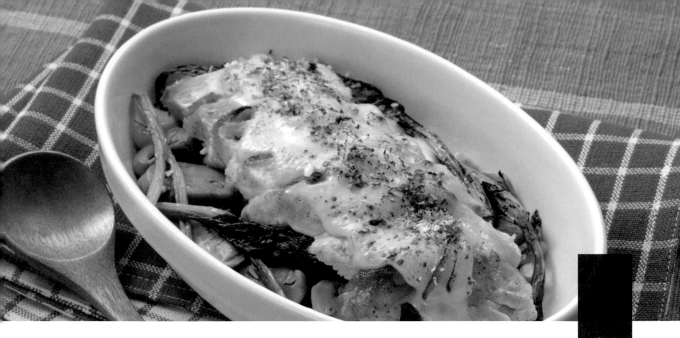

材料 2人份

雞胸肉　160 克
菠菜　1/2 把
玉米（罐頭）　30 克
蘑菇片（罐頭）　30 克
鹽、胡椒　少許
沙拉油　2 小匙
奶油　5 克

白醬　100 克
蛋黃　1 顆
起司粉　5 克
焗烤起司　20 克
麵包粉　少許
巴西里末　少許

1　菠菜稍微燙過後泡入水中，再擰乾水分。

2　雞胸肉抹上鹽和胡椒。平底鍋加熱沙拉油，放入雞胸肉煎到八分熟。取出稍微放涼，切成適當厚度。

3　玉米和蘑菇的水分瀝乾。平底鍋加熱沙拉油和奶油，放入玉米、蘑菇、菠菜拌炒，以鹽和胡椒調味。

4　焗烤盤裡鋪上玉米、蘑菇和菠菜，上面排放切好的雞肉。白醬加入蛋黃混合，淋在雞肉上，撒上起司粉、焗烤起司、麵包粉。烤到表面上色後，撒上巴西里末。

材料 2人份

豬腿肉　130 克
萵苣　1/4 顆
泡菜　35 克
醬油　少許
沙拉油　適量

1　豬肉和泡菜切成適當大小。萵苣洗淨，撕成一口大小。

2　平底鍋以沙拉油潤鍋，放入豬肉，炒到變色後，加入泡菜和萵苣。以大火拌炒，再用醬油調味即可。

材料 2人份

鱈魚　300 克
胡蘿蔔　20 克
香菇　4 朵
山茼蒿　1/2 把
木棉豆腐　1/2 塊
柑橘（臭橙）汁　35ml
高湯昆布　2 片（5公分塊狀）
醬油　2 大匙
酒　1 大匙
味醂　1 小匙
白蘿蔔泥　2 大匙
青蔥　1 根

1　鱈魚切成適當大小塊狀，用熱水稍微汆燙。

2　胡蘿蔔切細長棒狀，用熱水稍微燙過即可。

3　香菇切除蒂頭，山茼蒿切除根部，豆腐切成適當大小。

4　青蔥泡水後備用。柑橘汁、醬油、酒、味醂混合，調成酸橘醬。

5　鍋中放入昆布和大量的水，以中火煮沸。接著放入步驟 1、2、3 再次煮沸，仔細撈除浮沫。

6　搭配白蘿蔔泥、蔥、酸橘醬食用。

31 增加懷孕機率

太胖或太瘦，都會使懷孕變得困難，因為太胖或太瘦都會讓女性荷爾蒙分泌不正常，影響卵子成長。若想增加懷孕機率，必須控制卡路里攝取，讓體重維持正常。此外，維生素 E 攝取不足則會較難受孕。一旦女性的卵子發育不良，連帶也會影響到男性精子的活動力。維生素 E 雖然具有很好的抗氧化效果，但要注意，若只從蔬果中攝取可能稍嫌不足。色胺酸所形成的褪黑色也被證實可促進卵子發育，具有抗氧化作用。

重要　高維生素E　化物質高抗氧　禁菸　睡眠

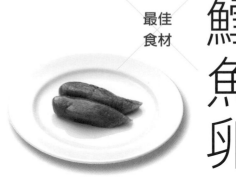

最佳食材　鱈魚卵

富含膽固醇、色胺酸及維生素 E，其中維生素 E 是形成女性荷爾蒙、增加卵子活動力的營養素。最適合想懷孕的人食用。

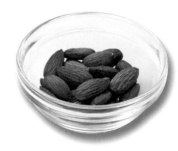

杏仁

維生素 E 含量最多的食材。吃 20 克的杏仁，等於攝取大約一天所需的維生素 E 量。

───── 適合的食材 ─────

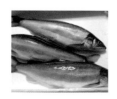

香魚
含有很多維生素 E、膽固醇及色胺酸。養殖香魚的維生素 E 含量是野生的 4 倍。

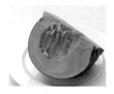

南瓜
蔬菜中維生素 E 含量最豐富，另有許多維生素 A 和 C，具抗氧化作用。

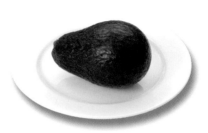

酪梨

又稱為「森林裡的奶油」，含有 20% 的脂質（幾乎是亞麻油酸）。具抗氧化作用的維生素 E 及葉酸含量也很多。

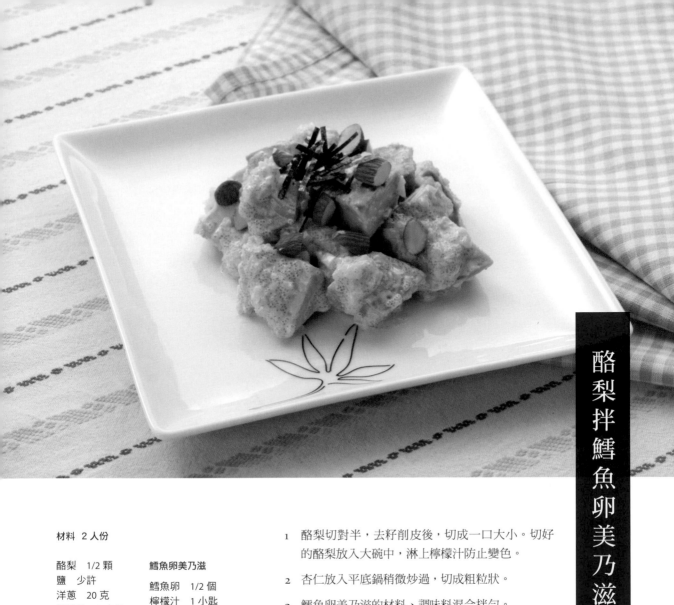

酪梨拌鱈魚卵美乃滋

好食料理 × 水果沙拉

材料 2 人份

酪梨　1/2 顆
鹽　少許
洋蔥　20 克
檸檬汁　1 小匙
鹽、胡椒　少許
杏仁　15 克
海苔絲　適量

鱈魚卵美乃滋

鱈魚卵　1/2 個
檸檬汁　1 小匙
昆布粉　少許
薄口醬油　1 小匙
美乃滋　2 大匙

1　酪梨切對半，去籽削皮後，切成一口大小。切好的酪梨放入大碗中，淋上檸檬汁防止變色。

2　杏仁放入平底鍋稍微炒過，切成粗粒狀。

3　鱈魚卵美乃滋的材料、調味料混合拌勻。

4　在放有酪梨的大碗裡加入鱈魚卵美乃滋，拌勻後盛盤，撒上杏仁和海苔絲。

材料 2 人份

酪梨　1/2 顆
奇異果　1 顆
香蕉　1/2 根
原味優格　100 克
法式沙拉醬　1 又 1/2 大匙

1　原味優格和法式沙拉醬混合調勻，做成醬汁。

2　酪梨削皮去籽，切成適當大小的薄片。

3　奇異果和香蕉去皮後切圓片。

4　器皿中放入步驟 2、3，淋上步驟 1 的醬汁。

32 減緩更年期症狀

女性大約過了 40 歲，體內的女性荷爾蒙就會開始減少，膽固醇和血壓升高，骨質密度減少。女性荷爾蒙是維持健康與年輕的重要成分，一旦開始減少，罹患生活習慣病的風險就會增加，身體也會開始老化。更年期最典型的症狀是熱潮紅、火氣大、頭痛、失眠、肩膀痠痛。要改善這些症狀，必須增加女性荷爾蒙，但這對更年期的女性來說相當困難。這時，可以攝取具有和女性荷爾蒙有類似作用的營養素，例如大豆中的異黃酮與蔬果所含的類黃酮。事實上，飲食中大豆和蔬果攝取量高的東方人比起歐美人來說，更年期的症狀比較不明顯。

重要

高類黃酮

高抗氧化物質

運動

禁菸

適合的食材

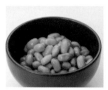

味噌
味噌是由黃豆發酵做成，因此有豐富的異黃酮，可緩解更年期症狀。

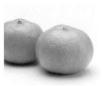

黃豆
黃豆有豐富的優質蛋白質，以及可預防、緩解更年期症狀的異黃酮。

橘子
柑橘類的水果具有些許女性荷爾蒙作用。橘子中的類胡蘿蔔素對預防骨質疏鬆症似乎也有效。

芹菜
芹菜自古以來就視為藥用食材，維生素含量雖然較少，卻似乎有著些許女性荷爾蒙的作用。

綠花椰菜

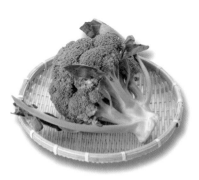

富含維生素 A、C、E 及類黃酮，可舒緩更年期症狀，預防生活習慣病及癌症。

最佳食材

豆腐

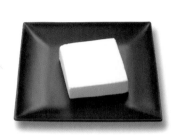

豆腐含有異黃酮，可紓解更年期症狀。此外，豆腐中的蛋白質也可預防更年期漸增的動脈硬化。

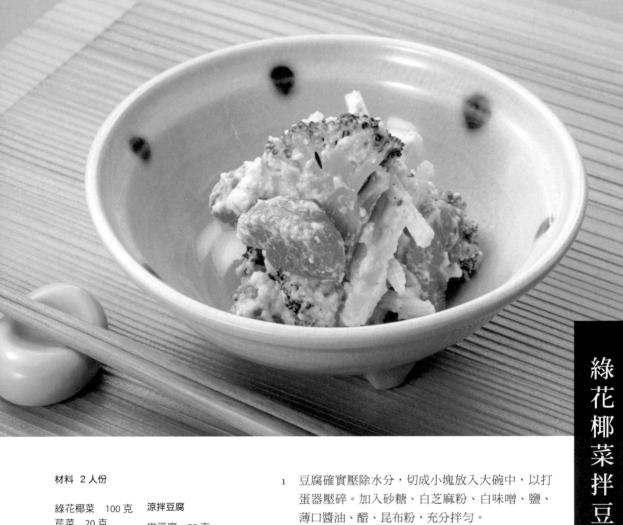

綠花椰菜拌豆腐

材料 2 人份

綠花椰菜　100 克
芹菜　20 克
橘子　1/2 顆

涼拌豆腐

嫩豆腐　50 克
砂糖　1/2 小匙
白芝麻粉　2 小匙
白味噌　1 小匙
鹽　少許
薄口醬油　1/2 小匙
醋　1/2 小匙
昆布粉　少許

1　豆腐確實壓除水分，切成小塊放入大碗中，以打蛋器壓碎。加入砂糖、白芝麻粉、白味噌、鹽、薄口醬油、醋、昆布粉，充分拌勻。

2　綠花椰菜以鹽水汆燙；芹菜切長段；橘子剝皮、只取果肉。

3　步驟 1 和 2 混合，繽紛盛入小碟中。

材料 2 人份

納豆　50 克
醬油　1 大匙
白蘿蔔泥　1/4 杯
綠紫蘇　6 片
烤海苔　1 又 1/2 片

1　納豆切成碎粒狀。

2　烤海苔 1 片分成 4 等份。

3　大碗中放入納豆，以醬油調味。接著加入去除水分的白蘿蔔泥，混合均勻。

4　在烤海苔上鋪上綠紫蘇，接著放上納豆，捲起來即可。

33 增加孩子的身高

越來越多父母希望孩子長得更高。身高來自**骨端線**（epiphyseal line）的延長，成長線一旦封閉，再怎麼努力，身高都無法有明顯的成長。發育期時，成長線增生旺盛，到了青春期，**性荷爾蒙**開始分泌，成長線就會開始封閉。想要增加孩子的身高，就必須在骨端線封閉之前補充足夠的鈣、維生素 D 和優質蛋白質，這些都有助於骨細胞增生。其中維生素D 能提高鈣質吸收，促進其轉化為骨質。此外，**生長激素**和**生長因子**也能促進骨質合成。生長激素會在睡眠中大量分泌；生長因子則來自飲食中的優質蛋白質。

重要

高鈣

高維生素 D

高蛋白質

睡眠

運動

適合的食材

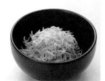

吻仔魚乾

含有鈣、維生素 D、優質蛋白質及優質脂肪，是有助於孩子骨頭生長的優良食材。

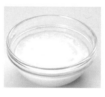

優格

除了有豐富的鈣及優質蛋白質之外，對腸子也很好，吸收力高，是很好的食材。

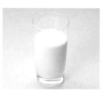

牛奶

高鈣食材的代表。學校營養午餐每天都會有牛奶，用意就是補充容易攝取不足的鈣質。

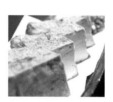

油豆腐

含有豆腐 2 倍的鈣，可有效攝取鈣質及黃豆蛋白質。

最佳食材

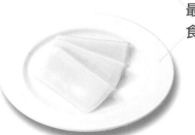

起司

含有鈣和優質蛋白質，對骨頭的生長很有幫助。其中帕馬森和艾曼塔（Emmental）乳酪的鈣質含量特別多。

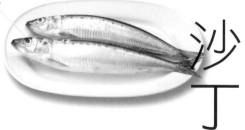

沙丁魚

有豐富優質蛋白質、優質脂肪及維生素 D。若能和鈣一同攝取，可提高營養素的吸收力，有助於長高。

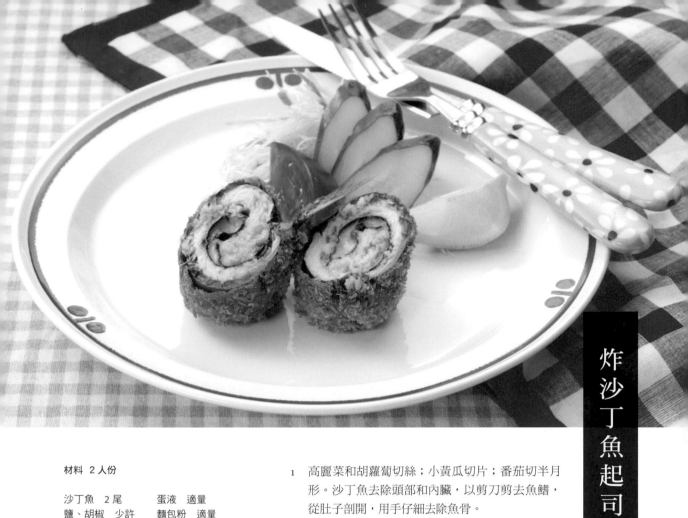

材料 2 人份

沙丁魚 2 尾	蛋液 適量
鹽、胡椒 少許	麵包粉 適量
大蒜粉 少許	檸檬 1/4 顆
加味海苔 4 片	高麗菜 50 克
起司片 2 片	胡蘿蔔 10 克
美乃滋 2 小匙	小黃瓜 1/2 根
麵粉 適量	番茄 1/4 顆

1 高麗菜和胡蘿蔔切絲；小黃瓜切片；番茄切半月形。沙丁魚去除頭部和內臟，以剪刀剪去魚鰭，從肚子剖開，用手仔細去除魚骨。

2 沙丁魚肉以鹽和胡椒、大蒜粉調味，輕輕塗上一層美乃滋，放上加味海苔和起司片後，捲起來。

3 用牙籤固定沙丁魚捲，接著依序沾裹麵粉→蛋液→麵包粉，放入 180℃ 的熱油中炸。

4 盤子中放上高麗菜和胡蘿蔔絲、小黃瓜、番茄，再放入切成適當大小的炸沙丁魚捲，搭配檸檬片。

材料 2 人份

木棉豆腐 2/3 塊
鹽、胡椒 少許
鴻喜菇 1/2 包
菠菜 1/2 把
豪達（Gouda）乳酪 20 克
巴西里 少許
肉醬 150 克
白醬 100 克
奶油 少許

1 豆腐壓除水分，切薄片，輕輕撒上一點鹽和胡椒。

2 鴻喜菇分成小株，以滾水稍微汆燙。菠菜也簡單燙過後，切成約 4 公分長段。豪達乳酪切薄片；巴西里切末。

3 耐熱容器中塗上一層奶油，放入各一半的白醬、菠菜、豆腐，接著再放入一半的肉醬，然後依序放入剩餘的菠菜、白醬、豆腐、肉醬、鴻喜菇。最後撒上起司和巴西里。

4 以 180℃ 烤箱烤 20 ～ 25 分鐘。

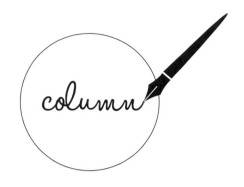

沒有任何營養素是吃越多越好的！

所有的營養素都必須藉由飲食達到一定的攝取量才有效。這個攝取量，每個國家都不同，
有些則會參照國際衛生組織的標準（日本由厚生勞動省來訂定，每五年修改一次數字）。
雖然為了要避免營養不良，必須攝取一定量的營養，但如果攝取過多，也會造成營養過剩
等問題。例如，「維生素很重要，吃越多越好」。這是錯誤的觀念，根據實驗結果，幾乎
所有維生素攝取過多都會產生問題。然而，一般飲食所造成的營養過剩問題，只要不偏食
就不會發生，倒不必太擔心。但服用維他命丸、健康食品或保健食品的人，就得注意不要
攝取過多。此外，同時服用多種保健食品也會造成複合作用而發生意外，在服用之前，請
仔細諮詢店家或專家。

沒有全效的食材或料理！

好的食材很多，例如有的食材有多種營養素、有的營養素含量多、有的富含人體容易缺少的營養素等。然而，沒有任何食材或料理是全效的。人是什麼都吃的雜食性動物，在每一塊土地、每個季節、每個不同的環境中，尋找能安全吃下肚的東西，幾萬年來不斷繁殖、興盛。人體是由地球上的所有元素構成，經常產生新的變化、代謝，因此必須透過飲食補充必要的營養素。但很遺憾的是，沒有一樣食材或料理是萬能的，能一次提供身體所需的所有營養。

營養素的需求因人而異！

每個人的基因不同，同樣地，跟營養有關的基因也不同。有的人攝取太多鹽分就容易血壓飆高，有的人則不會；有的人吃太多就容易得糖尿病，有的人即使暴飲暴食也完全不受影響。這些都可能是受到基因的影響。並不是說基因有好有壞，而是人類自古以來歷經各種苦難及惡劣環境，體內基因也有了生存之道。千萬不能忽視這種基因的不同。現今我們正處於一個前所未有的飽食、過食時代。在這樣的環境下，我們必須早一步了解自我基因的弱點，以適合的食材和料理過著適當的飲食生活。

想知道自己基因的狀況，可以參考跟自己有血緣關係的人。當這些人罹患某種疾病，自己可能也有罹患該疾病的基因。此外也可以參考健康檢查報告中不合格的項目，身體哪裡不好，每次健檢時，該數值就會不合格，一目瞭然。最好盡早了解自我身體的特性與體質，從飲食下工夫，補強體質的弱點，才能確保健康的生活。

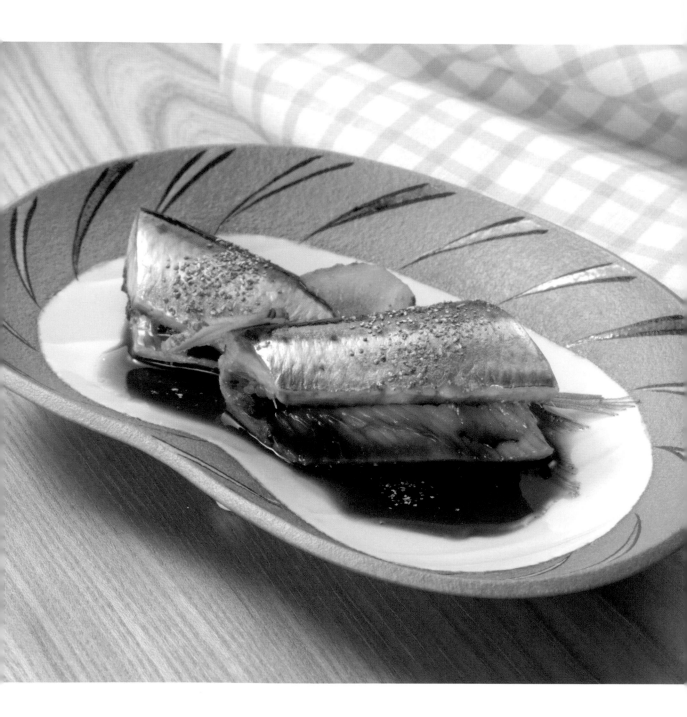

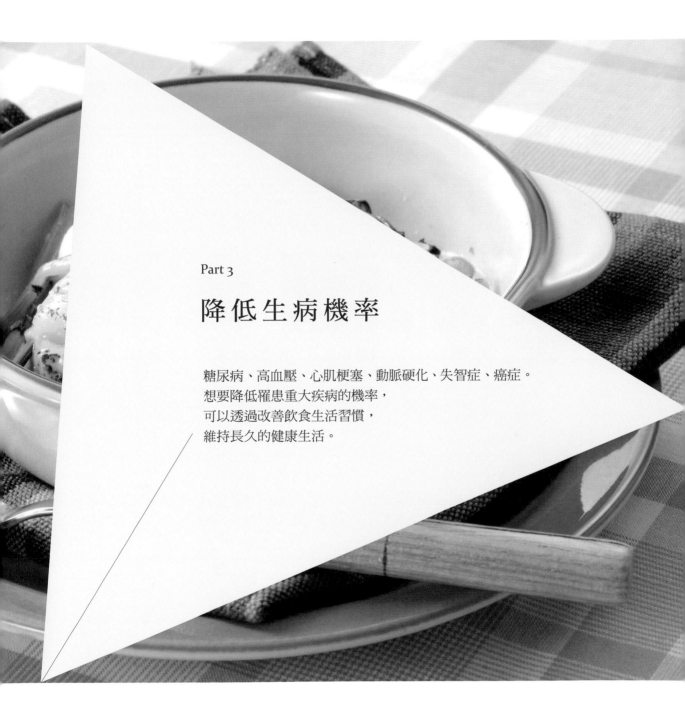

Part 3

降低生病機率

糖尿病、高血壓、心肌梗塞、動脈硬化、失智症、癌症。
想要降低罹患重大疾病的機率，
可以透過改善飲食生活習慣，
維持長久的健康生活。

34 預防代謝症狀群

中年男性有將近半數的人都罹患**代謝症狀群**，或是有其風險。女性則因為腰圍超過 90 公分的人不多，所以罹患人數並不像男性這麼多。以日本的標準，男性腰圍超過 85 公分，女性腰圍超過 90 公分，有高血壓、高血糖、高中性脂肪（三酸甘油脂）或**高血脂**等多重症狀，都可以稱為代謝症狀群。一旦罹患代謝症狀群，營養素的代謝功能會降低，使得體內中性脂肪或膽固醇、醣質等過剩，若是不妥善處理，罹患動脈硬化或生活習慣病的風險將會增加。想改善代謝功能，首先要減少腹部脂肪，並採取可預防高血壓、高血糖、高中性脂肪的飲食生活。

適合的食材

重要

高抗氧化物質

高膳食纖維

運動

禁菸

低脂肪

低醣質

低鈉

低酒精

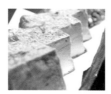

油豆腐
有豐富的維生素 E、K、B₁、葉酸、鈣、鎂、鋅、銅、猛等營養素，是很好的食材。

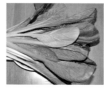

油菜
油菜是富含維生素A、C、K、葉酸及膳食纖維的黃綠色蔬菜。雖然是蔬菜，但鈣質含量也很多，是其特色。

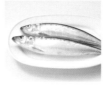

沙丁魚
沙丁魚富含可降低中性脂肪的 Omega-3 脂肪酸，因此沙丁魚油也被當成藥品來使用。

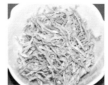

蘿蔔乾
蘿蔔乾是一種方便使用的保存食材，含有很多現代人普遍不足的膳食纖維，同時也能補充鈣質。

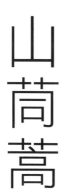

山茼蒿

最佳食材

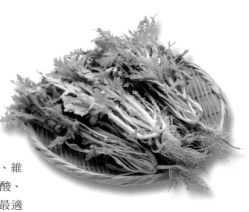

有豐富的鉀、鈣、美、維生素 A、C、E、K、葉酸、膳食纖維等營養素，最適合用來預防生活習慣病。

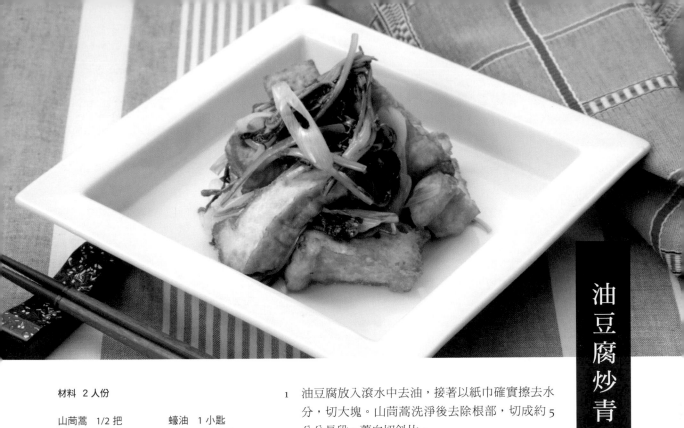

材料 2人份

山茼蒿 1/2 把　　蠔油 1 小匙
蔥白 1/4 根　　　雞骨粉 2 大匙
油豆腐 1 塊　　　酒 1/2 大匙
沙拉油 1/2 大匙　鹽、胡椒 少許
麻油 1 小匙

1 油豆腐放入滾水中去油，接著以紙巾確實擦去水分，切大塊。山茼蒿洗淨後去除根部，切成約 5 公分長段。蔥白切斜片。

2 平底鍋加熱沙拉油和麻油，放入油豆腐、蔥白、山茼蒿拌炒。以蠔油、雞骨粉、酒、鹽和胡椒調味。

3 所有食材繽紛地盛盤。

材料 2人份

沙丁魚 4 尾　　　酒 1 大匙
薑 1/2 片　　　　味醂 2 小匙
醬油 1 又 1/2 大匙　砂糖 1 大匙

1 去除沙丁魚的魚鱗、頭部及內臟，洗淨後擦乾水分。

2 鍋中放入醬油、酒、味醂、砂糖及薑絲。

3 步驟1放入鍋中，蓋上鍋蓋煮沸。轉中火，煮到湯汁收乾為止。

材料 2人份

蘿蔔乾 30 克　　高湯 1 又 1/2 杯
牛蒡 1/5 根　　　砂糖 1 大匙
胡蘿蔔 1/4 根　　酒 2 小匙
木耳 3 片　　　　醬油 1 大匙
豆皮 1/2 片

1 蘿蔔乾用清水洗去髒污，撥散開來，泡水發至尚留口感的程度。擰乾水分，備用。

2 牛蒡切斜片，泡水去除澀味。胡蘿蔔切絲。

3 木耳以熱水泡開，切絲。豆皮以熱水澆淋去除油分，切絲備用。

4 鍋中倒入高湯加熱，放入豆皮和蘿蔔乾煮至沸騰。撈除浮沫後轉小火，蓋上鍋蓋煮 2-3 分鐘。

5 加入砂糖和酒，剩餘的食材也一併放入。最後加醬油，熬煮到收汁為止。

35 控制中性脂肪

體內中性脂肪過高的人越來越多，要控制中性脂肪，卻不是從飲食中減少脂肪攝取量就可以了。即使不吃高油脂的東西，肝臟也會形成中性脂肪。中性脂肪大多由過量攝取的醣質所形成，一旦飲食中過多飯類、麵類或甜點，或是酒喝太多，就容易造成醣質過多，形成中性脂肪，造成血管阻塞。Omega-3 脂肪酸含量多的魚類可以降低中性脂肪，數值過高的人可以盡量多吃。此外，有抗氧化作用的維生素，以及蔬菜、魚貝類等，也都有降低中性脂肪的作用。同時，體重管理也很重要，注意不要吃太多點心、甜飲、酒精飲料等。

重要

高膳食纖維

運動

低醣質

低酒精

低脂肪

適合的食材

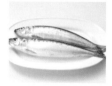

沙丁魚

沙丁魚的脂肪雖然多，但 Omega-3 脂肪酸也很多，反而可以有效降低中性脂肪，是很珍貴的食材。

鯖魚

鯖魚的 Omega-3 脂肪酸僅次於沙丁魚，也有降低中性脂肪的作用。

番茄

番茄富含抗氧化作用維生素，如維生素A、C、E。藉由抗氧化作用，可以防止血液中脂肪的氧化。

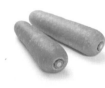

胡蘿蔔

豐富維生素 A、C 等抗氧化維生素及膳食纖維。其維生素 A 含量在蔬菜中算多的。

魷魚

最佳食材

魷魚含有很多鋅、銅及維生素 E。透過這些營養素的抗氧化作用，可以有效保護血管。魷魚的特色在於所含牛磺酸（taurine）很多，可以阻止膽固醇的吸收。

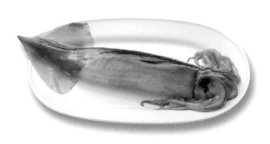

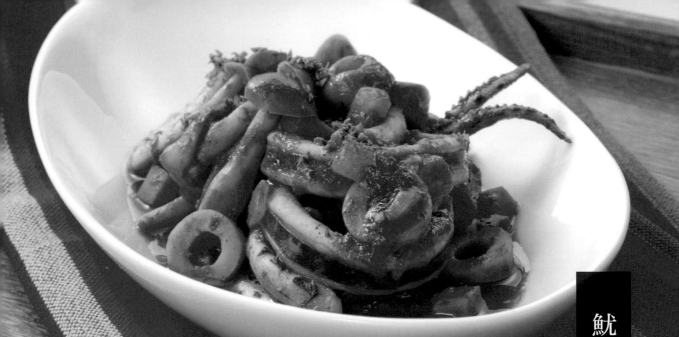

材料　2人份

魷魚　150 克	水　1/4 杯
洋蔥　1/4 顆	雞粉　1 小匙
胡蘿蔔　3 公分	鹽、胡椒　少許
鴻喜菇　30 克	奧勒岡葉　適量
大蒜　5 克	橄欖油　1 大匙
月桂葉　1 片	巴西里末　少許
罐頭番茄　200 克	
白酒　1/4 杯	
紅椒醃橄欖（stuffed olive）　4 顆	

1　魷魚切除內臟、眼睛和口部。身體部分切輪狀，腳的部分切成約 5 公分長度。

2　洋蔥和胡蘿蔔切成 1 公分塊狀。鴻喜菇剝成小株備用；大蒜切末；罐頭番茄切成大塊。

3　鍋中加熱橄欖油，放入洋蔥和胡蘿蔔拌炒。炒到軟後，放入大蒜、魷魚、鴻喜菇。

4　以略大的大火拌炒所有食材，之後加入白酒、水、雞粉、番茄、月桂葉和奧勒岡葉。

5　加入紅椒醃橄欖，以中火煮 8 分鐘，接著以鹽和胡椒調味。最後漂亮地盛盤，撒上巴西里末。

材料　2人份

魷魚　1/2 杯
芋頭　250 克
高湯　1 杯
砂糖　1 大匙
醬油　1 大匙

1　魷魚去除內臟，用清水確實洗淨後，切成輪狀。魷魚腳切除內臟後，切成適當大小。

2　芋頭去皮，簡單汆燙備用。

3　鍋中放入高湯、砂糖、醬油煮沸，加入步驟 2 的芋頭，以中火煮至軟爛，接著加入魷魚煮熟即可。

材料　2人份

胡蘿蔔　130 克	味醂　1 大匙
雞胸肉　50 克	麻油　1 小匙
酒　2 大匙	炒白芝麻　1/2 大匙
砂糖　1/2 大匙	沙拉油　適量
醬油　1 又 1/2 大匙	

1　胡蘿蔔切絲；雞胸肉順著纖維切絲。

2　平底鍋以沙拉油潤鍋，依序拌炒雞胸肉和胡蘿蔔。以酒、砂糖、醬油、味醂調味。

3　待步驟 2 的湯汁收乾，淋上麻油及白芝麻即可。

36 預防糖尿病

糖尿病指的是血中葡萄糖含量（血糖）過多的一種疾病。由於沒有發病症狀，很難自我發現。但若是放任不管，血流狀況會越來越糟，最後造成血管阻塞，加速細胞老化。在以前糧食不如現今豐富的貧困年代，這種疾病並不多見。後來隨著經濟繁榮，患有糖尿病的人也突然急增，如今許多人都罹患這種國民病。醣質、脂質與卡路里較低的食材，都適合用來預防糖尿病。除此之外，建議飲食採取豐富膳食纖維、抗氧化物質、Omega-3 脂肪酸、維生素和礦物質。運動也很重要，要從日常開始做起。

適合的食材

重要

高膳食纖維

高抗氧化物質

運動

低醣質

低脂肪

青甘魚
含有許多 Omega-3 脂肪酸和維生素。除了葉酸和維生素 C 之外，所有維生素含量都很豐富。

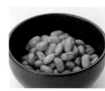

甜椒
紅甜椒的維生素 A 和 C，比青椒多了 2-3 倍。

黃豆
黃豆含有大量膳食纖維，攝取不足的人可以多吃。且黃豆還能抑制飯後血糖急速上升。

番茄
血液中糖分過高，則容易氧化和老化。茄紅素可抑制這種現象。

最佳食材

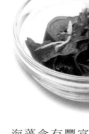

海藻

海藻含有豐富水溶性膳食纖維，可以抑制脂肪及膽固醇吸收，緩和血糖上升。海苔、海帶芽都是很好的健康食品。

魷魚

富含胺基酸的一種、被視為藥品的牛磺酸。可以有效降低膽固醇，保護心臟和肝臟。

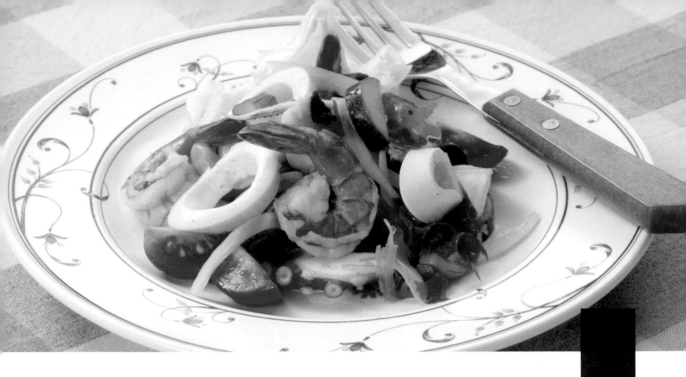

材料 2人份

清燙章魚 40 克	小番茄 2 顆
蝦子 6 尾	洋蔥 1/4 顆
魷魚 50 克	黃甜椒 1/8 顆
蘋果醋 適量	小黃瓜 15 克
鹽 少許	萵苣 1 片
水煮黃豆 20 克	綜合海藻（發泡過） 20 克

淋醬

檸檬汁 1 小匙	橄欖油 2 大匙
蘋果醋 2 小匙	大蒜粉 少許
鹽、胡椒 少許	

1　蝦子去腸泥，剝殼。魷魚去除內臟眼口，備用。

2　滾水裡加入鹽巴，蝦子和魷魚丟入簡單汆燙，取出後放入冷水冰鎮。確實擦去水分，備用。清燙章魚切薄片；魷魚切成適當大小。

3　大碗中放入章魚、蝦子、魷魚混合，接著放入去除水分的黃豆，以蘋果醋和鹽調味。

4　淋醬調好冰起來備用。

5　洋蔥和黃甜椒切薄片；小黃瓜切滾刀。另外再和小番茄、海藻混合，淋上淋醬，放入冰箱冷藏 1 小時醃漬入味。

6　盤子中鋪上萵苣，所有食材繽紛盛盤。

材料 2人份

乾黃豆 1/2 杯	昆布 1 片（4公分）
牛蒡 1/2 根	高湯 適量
胡蘿蔔 1/4 根	泡香菇的水 適量
蒟蒻 1/6 塊	砂糖 2 小匙
豆皮 1/2 片	味醂 1 小匙
乾香菇 2 朵	醬油 1 大匙
	沙拉油 1 小匙

1　黃豆洗淨後泡足量的水一晚。

2　昆布切絲；牛蒡去皮，切斜片，泡水。

3　香菇泡開後切成小塊；豆皮淋過滾水，切塊狀。

4　胡蘿蔔、蒟蒻切成和黃豆一樣大小的塊狀。蒟蒻燙過備用。

5　鍋子以沙拉油潤鍋，放入材料快速拌炒，加入香菇水、砂糖、味醂煮至沸騰，轉小火。高湯加至蓋過材料，小火燉煮。

6　等到煮軟後，加入醬油，再煮到收汁即可。

37 預防高血壓

促使血管硬化阻塞、細胞老化的元兇，正是高血壓。如果體重過胖，首先請先減重。只要體重減輕，血壓就會下降。接著是減鹽。減少鈉，同時增加鉀、鈣、鎂的攝取，因為這一類的礦物質可以藉由尿液排出體內的鈉含量。此外，降低脂肪和膽固醇，增加膳食纖維，以預防血管老化。如此一來，降低血壓的效果將等同於服藥。若是服藥和飲食同時進行，效果會更好。想要預防高血壓，就必須嚴格控制卡路里，減少鹽分和脂肪，增加攝取鉀、鎂和膳食纖維。

重要

低鈉　低脂肪　低膽固醇　低酒精

高鉀　高鎂　高鈣　高膳食纖維　運動　禁菸

適合的食材

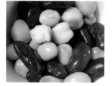

綜合豆

豆類含有很多膳食纖維和維生素。在料理上比較麻煩，可以選擇方便的冷凍綜合豆。

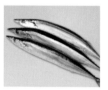

秋刀魚

富含 Omega-3 脂肪酸及鎂等礦物質、維生素，特別是生的秋刀魚更好。

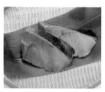

青甘魚

有豐富 Omega-3 脂肪酸、鉀等幾乎所有維生素。注意料理時的鹽分攝取。

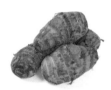

芋頭

芋頭的鉀和膳食纖維是所有莖塊類中最豐富的，卡路里也最低，是非常好的食材。

最佳食材

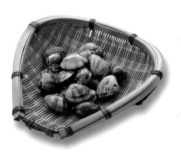

蛤蜊

蛤蜊有豐富的鎂和鐵。若以糖和醬油來料理（佃煮），容易攝取過多鹽分，要特別小心。

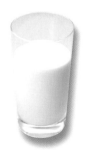

牛奶

鉀和鈣含量相當豐富，而且牛奶中的鈣質能有效排出飲食中過量攝取的鈉，是非常好的食材。

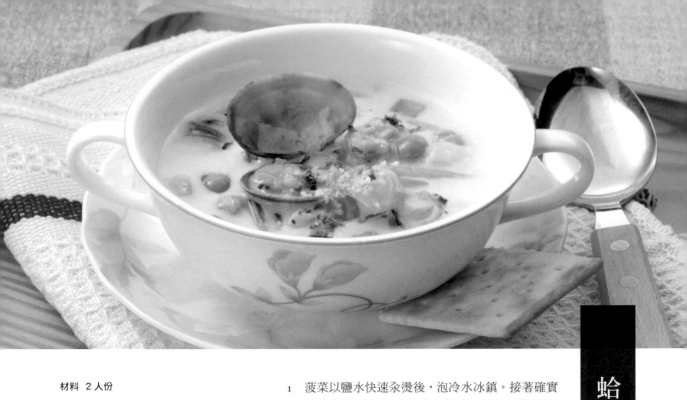

材料　2 人份

蛤蜊　10 顆	牛奶　1/2 杯
水　1 杯	雞湯粉　1/2 小匙
洋蔥　1/4 顆	起司粉　2 小匙
胡蘿蔔　40 克	鹽、胡椒　少許
芹菜　20 克	太白粉水　1 大匙
綜合豆　40 克	巴西里末　少許
菠菜　30 克	鹹餅乾（少鹽）　2 片
沙拉油　2 小匙	

1　菠菜以鹽水快速汆燙後，泡冷水冰鎮。接著確實擰乾水分，切成 4 公分左右長度。洋蔥、胡蘿蔔、芹菜切成 0.8 公分塊狀。蛤蜊吐沙後備用。

2　蛤蜊確實洗淨，放入鍋中，加入材料份量內的水以大火烹煮。待蛤蜊開口後，整鍋以紙巾濾出高湯。

3　鍋中放入沙拉油加熱，拌炒洋蔥、胡蘿蔔和芹菜。待炒軟後，加入綜合豆，再放入煮蛤蜊的高湯、牛奶、雞湯粉。

4　煮 8 分鐘後，以太白粉水勾芡。最後加入菠菜、蛤蜊肉，倒入容器中。撒上巴西里末，搭配鹹餅乾食用。

材料　2 人份

白米　1 杯
水　220ml
酒　1/2 大匙
薄口醬油　2 又 1/4 小匙
芋頭　125 克
小魚乾　10 克
豆皮　1/2 片
胡蘿蔔　1/4 根

1　米洗淨，加入份量內的水，靜置 30 分鐘。

2　小魚乾去除頭部和內臟，以小火乾炒。

3　芋頭削皮後切圓片狀（3-4 等份）。鍋中放入洗米水和芋頭煮至沸騰，待芋頭仍保有稍硬的口感時，撈出洗去表面的黏液。

4　豆皮以滾水汆燙去油，切成 0.5 公分細絲。胡蘿蔔切成 3 公分細絲；鴨兒芹切成 3 公分長段。

5　步驟 2、3、4（鴨兒芹除外）放入步驟 1 的米中，加入酒、薄口醬油混合均勻，和平常煮飯程序一樣炊煮。

6　煮好後撒上鴨兒芹，再稍微蒸一下即可。

蛤蜊巧達湯

好食料理 × 魚乾芋頭炊飯

38 預防腦中風

腦中風是日本人第三大死因。腦中風又分為腦血管阻塞的栓塞性，以及血管壁脆弱造成出血的出血性兩種。近年來隨著改善飲食習慣，出血性腦中風已經減少了，但罹患栓塞性的人卻增加了。不管是哪一種，最大的主因都是高血壓。而且，腦血管如果太細，也會引發失智症。Omega-3 脂肪酸可以預防血管老化，因此飲食要注意減少鹽分以維持腦血管血流順暢，並多吃 Omega-3 脂肪酸含量多的魚類和有豐富抗氧化物質的蔬菜。許多蔬菜都含有具抗氧化作用的維生素如 A、C、E、K 及葉酸等，可以盡量多吃。

重要

禁菸

高抗氧化物質

運動

低鈉

適合的食材

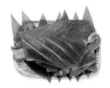

鮪魚
含有優質蛋白質，可強化腦血管壁。另外，預防血栓的 Omega-3 脂肪酸及各種維生素和鐵也很豐富。

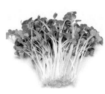

蘿蔔嬰
含有很多維生素 A、C、K 及葉酸等維生素，有抗氧化作用。

萵苣
含有很多維生素 A、C、K 及葉酸等維生素，是可以預防動脈硬化的蔬菜。

番茄
富含維生素 A、C、E 等所有抗氧化維生素，可預防血栓發生。

酪梨

最佳食材

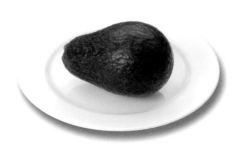

鉀含量非常豐富，也有很多維生素 E、C、葉酸及膳食纖維。具抗氧化物質，有預防高血壓和動脈硬化的效果。

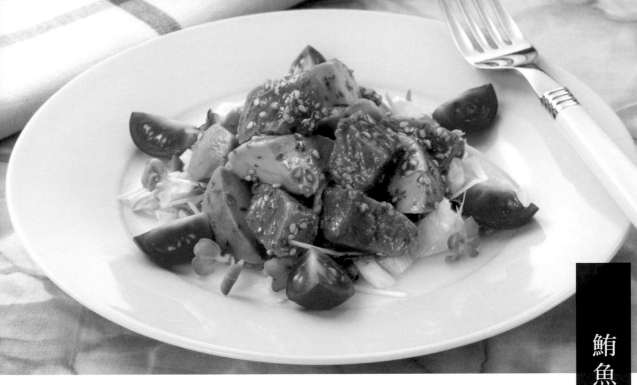

鮪魚酪梨沙拉

好食料理 × 蘿蔔嬰佐檸檬醬油

材料　2 人份

鮪魚（赤身）　80 克	白芝麻　1 小匙
鹽、胡椒　少許	海苔粉　1 小匙
大蒜粉　少許	萵苣　1 片
酪梨　1/2 顆	蘿蔔嬰　20 克
檸檬汁　2 小匙	小番茄　3 顆

沙拉醬

椪醋醬油　2 大匙	麻油　1 小匙
豆瓣醬　1/3 小匙	味醂　1 小匙

1　鮪魚切成 2 公分塊狀，以鹽、胡椒、大蒜粉醃漬。酪梨去除皮和種籽，切成一口大小，淋上檸檬汁防止變色。

2　沙拉醬的調味料混合拌勻，放入冰箱備用。

3　大碗中放入鮪魚和酪梨，淋上一半的沙拉醬拌勻。

4　盤中放入萵苣絲、蘿蔔嬰和切片的小番茄，接著堆放鮪魚和酪梨。最後淋上剩下的沙拉醬，撒上白芝麻和海苔粉。

好食料理 × 鮪魚排

材料　2 人份

鮪魚　2 片	青蔥　1/2 根
鹽、胡椒　少許	白酒　2 大匙
奶油　30 克	鮮奶油　1/4 杯
金針菇　1 包	芥末醬　1 大匙

1　鮪魚撒上鹽和胡椒；金針菇切成適當長度；青蔥切斜絲。

2　平底鍋放入 20 克奶油，融化後，放入金針菇和青蔥快速拌炒，加入白酒煮開，再放入鮮奶油和芥末醬，以鹽和胡椒調味。

3　另起鍋，剩餘奶油煮至融化，放入鮪魚，兩面稍微煎一下。

4　盛盤，淋上步驟 2 的醬汁。

材料　2 人份

蘿蔔嬰　1 包
火腿　2 片
檸檬汁　1/2 大匙
醬油　2 小匙
柴魚片　少許

1　蘿蔔嬰切除根部，洗淨後切成 2 段。火腿切絲。

2　蘿蔔嬰、火腿、柴魚片混合，淋上檸檬汁和醬油調成的淋醬即可。

39 預防心肌梗塞

當負責不間斷運送養分及氧氣的動脈阻塞，使得心臟無法跳動，就稱為心肌梗塞。當發生心肌梗塞，只要立即恢復血流就能保留性命，但也有致死的可能，是非常恐怖的疾病。血管就算再怎麼阻塞，也察覺不出來，因此很多人都是直到病發、倒下來為止才發覺，這也是心肌梗塞的特徵。要想預防心肌梗塞，飲食上可以減少肉類攝取，改吃魚。有數據顯示，光是如此，就能減少心肌梗塞的發生率。特別是迴游的青背魚，因為富含 Omega-3 脂肪酸，對於血管受損、膽固醇因此堆積在血管傷處而造成動脈阻塞等現象，有很好的預防效果。另外，鉀、鎂等礦物質及維生素 E 也有預防心肌梗塞的效果。

最佳食材

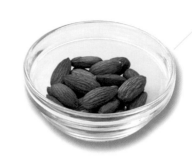

杏仁
在美國被認定為可減少心肌梗塞發生率的食材，豐富的礦物質及維生素 E 具有預防效果。

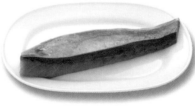

油甘魚
油甘魚有豐富的 Omega-3 脂肪酸，是最適合用來預防心肌梗塞的魚類。其他還有許多優質蛋白質和多種維生素。

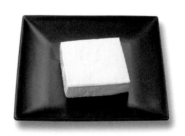

豆腐
豆腐和肉類不同，有很多植物性的優質蛋白質。其 Omega-3 脂肪酸含量雖不如油甘魚等青背魚，但也有少量。

重要 ——— **適合的食材** ———

Omega-3 脂肪酸　高
抗氧化物質　高
禁菸
運動
低脂肪

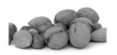

堅果
堅果的營養素雖然比不上杏仁，但也有豐富的鉀、鎂、鈣及維生素 E。

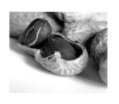

花生
花生和堅果一樣，雖然比不上杏仁來得營養素高，鉀、鎂、鈣和維生素 E 含量也很豐富。

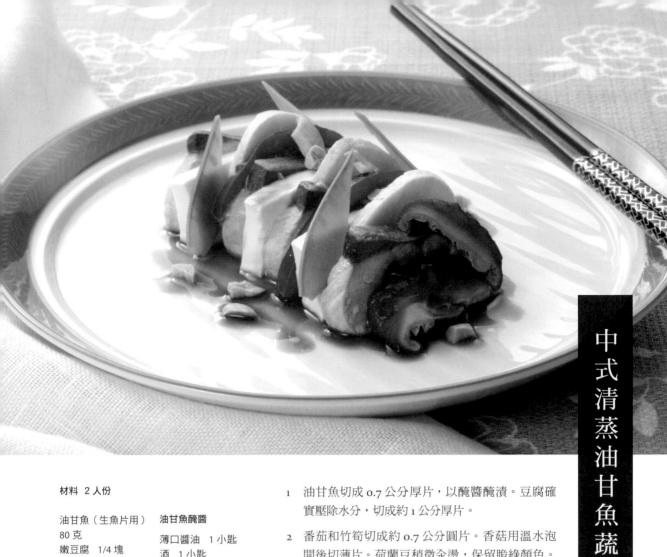

材料　2 人份

油甘魚（生魚片用）
80 克
嫩豆腐　1/4 塊
番茄　1/2 顆
清燙竹筍　40 克
香菇　2 朵
荷蘭豆　4 片
花生（無鹽）　15 克

油甘魚醃醬
薄口醬油　1 小匙
酒　1 小匙

淋醬
醋　2 小匙
砂糖　1 小匙
醬油　1 大匙
薑汁　1 小匙

1　油甘魚切成 0.7 公分厚片，以醃醬醃漬。豆腐確實壓除水分，切成約 1 公分厚片。

2　番茄和竹筍切成約 0.7 公分圓片。香菇用溫水泡開後切薄片。荷蘭豆稍微汆燙，保留脆綠顏色。花生切碎。

3　油甘魚→豆腐→竹筍→番茄按順序（見上圖）將所有食材排好，放入預熱好的蒸籠中蒸 7 分鐘（也可用微波爐）。

4　盛盤，淋上調好的淋醬，點綴上荷蘭豆，撒上花生即可。

材料　2 人份

小魚乾　40 克
碎杏仁　2 大匙
砂糖　2 大匙
味醂　2 又 1/2 小匙
醬油　2 又 1/2 小匙
水　2 又 1/2 小匙

1　小魚乾放入平底鍋，以小火慢炒到可以輕易咬斷，注意不要炒焦了。炒好後放涼，過篩去除碎渣。

2　碎杏仁炒香。

3　鍋中放入砂糖、味醂、醬油、水，稍微煮至濃縮後，將步驟 1 的小魚乾放入沾裹均勻。接著加入步驟 2 拌勻，攤在烘焙紙上晾乾。

40 預防動脈硬化

柔韌的血管中，血流順暢就沒事，一旦氧化的低密度脂蛋白膽固醇屯積體內，血管壁就會變厚，產生硬化。要預防這種情況發生，首先必須減少體內的低密度脂蛋白膽固醇，採取具抗氧化作用的飲食，以避免氧化。此外，從飲食開始減少膽固醇，控制多餘脂肪和卡路里也很重要，另外還要攝取充足的優質蛋白質、維生素、礦物質等。膳食纖維可以抑制膽固醇吸收，有抗氧化作用的營養素則包含維生素 C、E，以及植物性食材色素中所含的類胡蘿蔔素、類黃銅、多酚等。

重要

高抗氧化物質

高膳食纖維

運動

禁菸

低脂肪

低膽固醇

低鈉

適合的食材

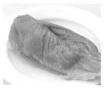

雞肉
優質蛋白質含量豐富。所含**飽和脂肪酸**（形成低密度脂蛋白膽固醇的主因）在所有動物性食材中算少量。

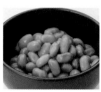

黃豆
黃豆含有具預防動脈硬化的植物性蛋白質，以及可以抗氧化的異黃銅。

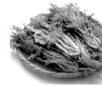

山茼蒿
富含維生素 A、C、E、類黃銅、多酚及膳食纖維。

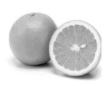

柳橙
柳橙除了維生素 C 之外，也含有類胡蘿蔔素和**檸檬黃素**等類黃銅，可發揮抗氧化作用。

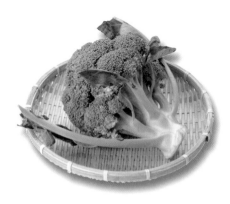

最佳食材

綠花椰菜

綠花椰菜是最適合用來預防動脈硬化的蔬菜，因為它含有維生素 A、C、E、類黃銅、多酚及膳食纖維。生綠花椰菜的營養成分會比煮過的來得多。

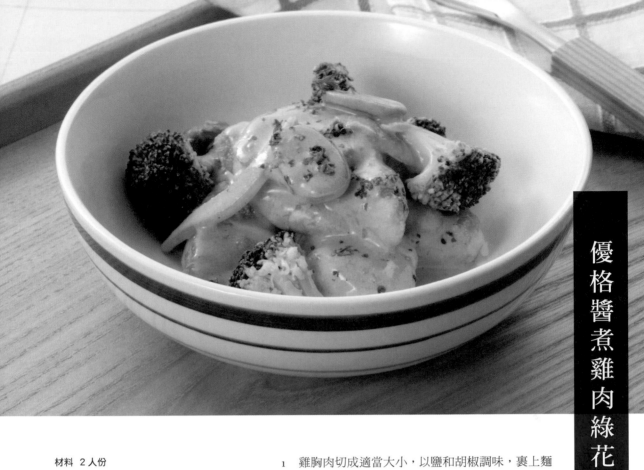

材料　2 人份

雞胸肉　120 克
鹽、胡椒　少許
麵粉　適量
沙拉油　2 小匙
綠花椰菜　60 克
洋蔥　30 克
蘑菇片（罐頭）　20 克
白酒　1/4 杯
雞湯粉　1 小匙
咖哩粉　1/2 小匙
原味優格　100 克
番茄汁　40ml
巴西里末　少許

1　雞胸肉切成適當大小，以鹽和胡椒調味，裹上麵粉。綠花椰菜燙至脆綠；洋蔥切片；蘑菇罐去除水分。

2　平底鍋熱油炒雞肉，取出備用。接著放入洋蔥和蘑菇拌炒，再將雞肉放回鍋中，加入白酒，將酒精成分燒除。

3　加入原味優格、番茄汁、雞湯粉、咖哩粉混合，以中火煮 10 分鐘。

4　用鹽和胡椒調味，盛盤。放上綠花椰菜，撒上巴西里末。

材料　2 人份

山茼蒿　1/2 把
蟹肉棒　1 個
炒白芝麻　1 又 1/2 大匙
砂糖　1/2 大匙
醬油　1/2 大匙
高湯　1 大匙
鹽　少許

1　山茼蒿洗淨，放入加有少量鹽巴的滾水中快速汆燙。撈起後擰去水分，切成適當長度。

2　蟹肉棒剝開，備用。

3　白芝麻磨成粉，加入砂糖、醬油、高湯混合調勻，做成佐醬。

4　所有食材和佐醬混合拌勻。

41 強化關節功能

越來越多女性有膝關節疼痛、上下樓梯困難的現象。這時候，首先最重要的是減重，以降低身體對關節造成的多餘負擔，此外必須增加肌肉好保護關節。可以坐在椅子上做腳部伸展彎曲運動，藉此鍛鍊膝蓋肌肉。體重只要減少 1 至 2 公斤，就能減緩膝蓋疼痛問題。但一般的減肥法會同時減去肌肉，必須選擇一邊減少體脂肪、一邊增加肌肉的方法才行。重點在於減少澱粉、糖、脂肪，多多攝取含鈣、維生素 D 及蛋白質的食材。而曬太陽則可轉換人體皮膚上的物質，形成維生素 D，最好可以每天在溫和的陽光下曬上 30 分鐘。

重要

低醣質　低脂肪

高蛋白質　高鈣　高維生素 D　高膳食纖維　運動

適合的食材

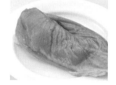

雞肉
有豐富的優質蛋白質，可形成肌肉，促進骨骼與肌肉的合成。另外，代謝所需的維生素 B 群也很豐富。

優格
和起司都是優良的鈣來源。市面上也有販售低脂或添加維生素 D 的產品。

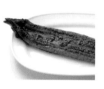

鰻魚
含優質蛋白質、維生素 D 等各種維生素和礦物質，是很好的食材。但卡路里比其他魚類來得高。

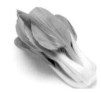

青江菜
蔬菜中少數鈣質含量豐富的食材。沒有蔬菜特有的澀味，不必經過汆燙就能輕鬆料理。

最佳食材

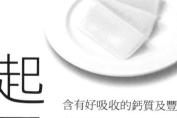

起司
含有好吸收的鈣質及豐富的優質蛋白質，不輸其他天然食材。鮮味成分（胺基酸）相當豐富，能提升料理的滋味。

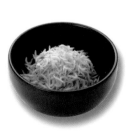

吻仔魚乾
含有豐富鈣、維生素 D、蛋白質及 Omega-3 脂肪酸，是保護骨骼及關節最好的食材。但要注意鹽分過多的問題。

材料　2人份

青江菜　1把
油豆腐　2塊
鵪鶉蛋　6顆
香菇　1朵
胡蘿蔔　1/4根
沙拉油　1又1/2大匙
鹽　1/2小匙
醬油　1/2大匙
酒　2大匙
胡椒　少許

1　青江菜切成4-5公分長段，莖和葉分開。

2　油豆腐燙過去油後，切成約1公分厚的片狀。

3　鵪鶉蛋燙熟後去殼；香菇切成5-6公分寬；胡蘿蔔切成4-5公分寬片狀。

4　平底鍋以沙拉油潤鍋，放入胡蘿蔔、青江菜莖、香菇，以大火拌炒。接著放入油豆腐、鵪鶉蛋、青江菜葉，同樣以大火快速翻炒。最後用鹽、醬油、酒調味，撒上胡椒即可。

材料　2人份

吻仔魚乾　1/2杯
酒　2小匙
麻油　1/2小匙
片狀海帶芽　4克
炒白芝麻　1又1/2小匙
海苔粉　0.6克

1　烤網預熱，片狀海帶芽放在上面烤到快乾掉。撕成碎片。

2　平底鍋加熱麻油，放入吻仔魚乾快速翻炒，淋上酒後再炒一下，取出。

3　炒過的魚乾混合海苔碎片、白芝麻和海苔粉。

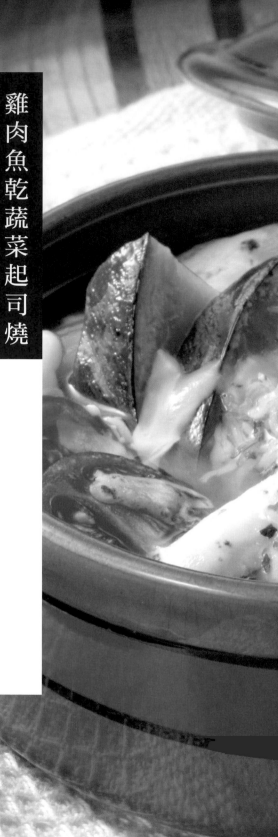

雞肉魚乾蔬菜起司燒

材料 2 人份

雞胸肉　100 克
吻仔魚乾　30 克
青江菜　1/2 把
南瓜　40 克
小番茄　4 顆
鴻喜菇　30 克
鹽、胡椒　少許
水　2 杯
雞湯粉　2 小匙
白酒　2 大匙
焗烤起司　30 克
巴西里末　少許

1　雞肉切成適當大小；吻仔魚乾放平底鍋炒過備用。青江菜切成 4 公分長段；南瓜切成適當厚度；小番茄切對半；鴻喜菇分剝成小株。

2　器皿中鋪上青江菜、南瓜、鴻喜菇，蓋上保鮮膜微波（600 瓦）加熱 2 分鐘。

3　雞肉抹上鹽和胡椒，和步驟 2 的食材混合放入耐熱容器中。

4　小鍋中煮沸白酒，加入水和雞湯粉，再加點鹽和胡椒。

5　小鍋中滾熱的湯汁倒入裝有雞肉等食材的耐熱容器，鋪上焗烤起司，放入烤箱，以 180℃ 烤 7 分鐘。最後撒上巴西里末。

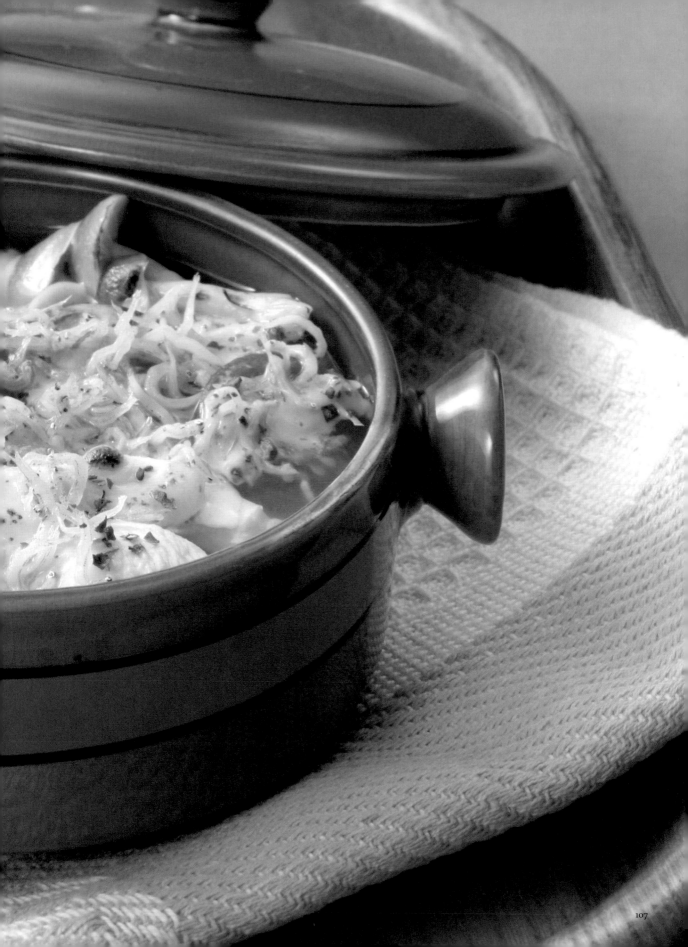

42 強化骨骼

小孩子無緣無故骨折、老年人駝背或骨折無法下床等，骨骼脆弱的人越來越多了。這是因為骨骼中的鈣質不足所造成的，原因正是營養不良與運動不足。鈣質是日本人最缺乏的營養素，就算每天吃進 30 種食品，也很難補充到足夠鈣質。因為鈣質含量豐富的食材有限，且吸收率有很大的落差。例如，牛奶和乳製品鈣質含量雖然豐富，但以前的人卻沒有喝牛奶的習慣。除了鈣之外，可幫忙吸收鈣質的維生素 D，以及形成骨骼不可或缺的維生素 K，也是飲食中一定要攝取的營養素。

重要

高鈣

高維生素 D

高維生素 K

運動

禁菸

低鈉

適合的食材

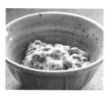

牛奶

牛奶是最方便攝取優質鈣質的來源。如果沒時間吃早餐、只喝牛奶，也比什麼都沒吃來得營養許多。

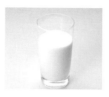

納豆

納豆菌會形成維生素 K，因此納豆所含的維生素 K 多得驚人，可幫助骨骼強壯。

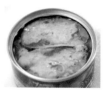

鯖魚罐頭

罐頭鯖魚比新鮮生魚的鈣含量要來得豐富，而且還有很多可幫助鈣吸收的維生素 D。

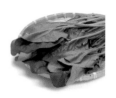

菠菜

菠菜有豐富的維生素 K 和 C，是形成骨骼不可缺少的營養素。多吃蔬菜水果的人，骨質密度通常比較高。

起司 最佳食材

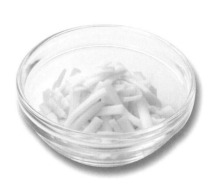

由乳酸菌發酵而成的起司，鈣的吸收率比牛奶好。起司豐富的鮮味成分麩胺酸（一種胺基酸），會讓料理更加可口。

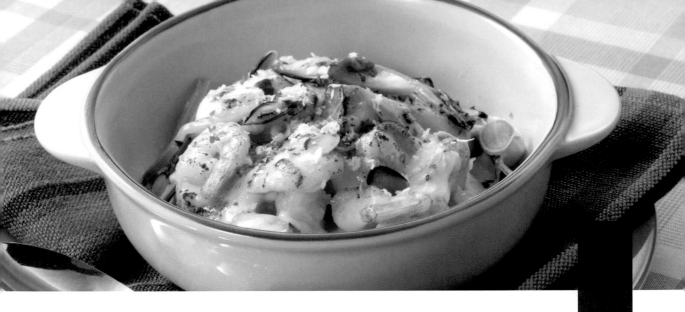

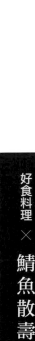

材料　2人份

冷凍綜合海鮮　50 克	杏仁　5 克
鱈魚　40 克	白醬　100 克
鹽、胡椒　少許	牛奶　2 大匙
橄欖油　2 小匙	雞湯粉　1/2 小匙
菠菜　1/2 把	焗烤起司　20 克
杏鮑菇　30 克	起司粉　6 克
奶油　10 克	麵包粉　適量
沙拉油　適量	巴西里末　少許

1　菠菜燙過後，切成 4 公分長度。杏鮑菇切成稍有厚度的片狀。

2　平底鍋中倒入一半的橄欖油加熱，放入解凍的綜合海鮮拌炒，以鹽和胡椒調味後取出備用。接著用同一只鍋子炒菠菜跟杏鮑菇，以奶油、鹽、胡椒調味。

3　耐熱皿中抹上薄薄一層沙拉油，放入菠菜、杏鮑菇、綜合海鮮，以及稍微煎炒過的杏仁片。

4　白醬和牛奶混合，以雞湯粉調味後，大量淋在海鮮上。

5　最後鋪上焗烤起司和起司粉，放入烤箱以 180℃ 烤 10 分鐘，若是小烤箱就以中火烤 12 分鐘。烤好撒上巴西里末即完成。

材料　2人份

牛奶　1 又 2/5 杯
原味優格　3/5 杯
草莓果醬　40 克

1　優格和草莓果醬混合均勻，再慢慢少量加入牛奶，充分混合均勻即可。

材料　2人份

鯖魚罐頭	乾香菇調味	壽司醋
（醬油或味噌口味）1/2 罐	砂糖　1/2 大匙	砂糖　2 又 1/2 小匙
砂糖　1/2 大匙	醬油　2/3 小匙	鹽　1/3 小匙
荷蘭豆　15 克		醋　1 又 1/2 小匙
乾香菇　1 朵	蛋絲調味	
蛋　1 顆	砂糖　1/4 小匙	
紅薑　適量	鹽　少許	
白飯　2 碗		

1　平底鍋中將鯖魚罐連汁倒入，加入砂糖混合，炒到收汁。

2　荷蘭豆汆燙後切絲。香菇以砂糖和醬油去煮，完成後切絲。蛋加砂糖和鹽打勻，煎好後切成蛋絲。

3　白飯倒入壽司醋拌勻，做成壽司飯。

4　以壽司飯→鯖魚→壽司飯的順序盛裝，上面鋪放荷蘭豆、香菇、蛋絲、紅薑。

43 預防失智症

要想預防失智症，重點在於保持腦部血流順暢，活化腦細胞。因此多多攝取抗氧化物質及 Omega-3 脂肪酸，並同時控制脂肪和鹽分，保持均衡飲食就非常重要。醃漬類的魚乾可能造成鹽分攝取過多，且所含 Omega-3 脂肪酸已變質，魚肉所含的營養素已經無法再發揮原本的作用。因此，盡可能要選擇沒有加工過的生魚，即使是冷凍的也好。Omega-3 脂肪酸含量多的魚類，以吃浮游植物的沙丁魚、竹莢魚、鯖魚和秋刀魚為主要代表。而許多養殖魚正是以這些魚類為餌食，例如鯛魚。野生鯛魚幾乎不含 Omega-3 脂肪酸，但養殖鯛魚的含量就非常豐富。

重要

Omega-3
脂肪酸　高

化物質　高抗氧

運動　禁菸

低鈉

低脂肪

適合的食材

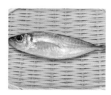

竹莢魚

竹莢魚的 Omega-3
脂肪酸含量非常多，
另外也有很多優質蛋
白質及維生素、礦物
質，是營養均衡的食
材。

甜椒

甜椒容易保存，含很
多抗氧化維生素。只
要一道甜椒料理，就
能提升餐桌上的維生
素攝取量。

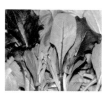

嫩葉生菜 baby leaf

含抗氧化維生素，香
氣足。在家裡陽台就
能自行栽種，可以輕
鬆隨時補充維生素。

番茄

大家都知道「番茄紅
了，醫生的臉就綠了」
這種說法，這是因為
番茄的紅色中含有最
佳抗氧化維生素——
茄紅素。

養殖鯛魚

最佳
食材

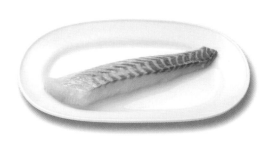

不喜歡吃沙丁魚或竹莢魚的人，可以改吃以這些魚
為餌食的養殖鯛魚，藉此攝取 Omega-3 脂肪酸。
清淡的白肉口感吃起來也比較不會膩。

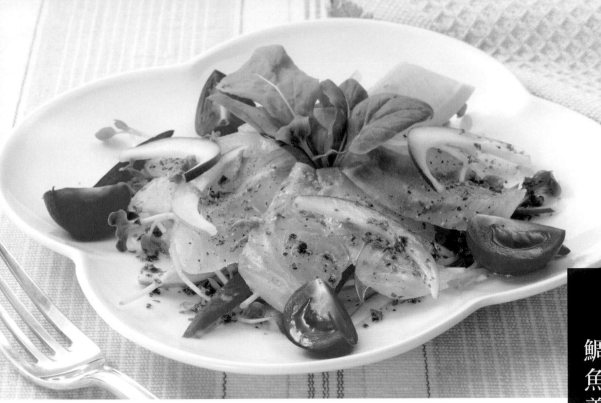

材料 2人份

養殖鯛魚（生魚片用） 蘿蔔嬰 10克
120克 沙拉醬 2大匙
紫洋蔥 30克 黑胡椒粒 少許
嫩葉生菜 20克 蒜片 少許
紅甜椒 10克 檸檬 1/8顆
小番茄 2顆

1　鯛魚斜切成薄片；紫洋蔥和紅甜椒切薄片；小番茄切半月型；蘿蔔嬰對半切長段。

2　盤中鋪上紫洋蔥、紅甜椒、小番茄、蘿蔔嬰，接著放上鯛魚片和嫩葉生菜，淋上沙拉醬。

3　撒上黑胡椒粒，搭配蒜片和檸檬。

材料 2人份

竹莢魚 2尾
薑 10克
太白粉 適量
番茄醬 1大匙
醬油 2小匙
味醂 1/2大匙
水 1大匙
蘿蔔嬰 1/2把
沙拉油 適量

1　竹莢魚肉切成一口大小。薑連皮磨成泥，擠出薑汁，充分淋裹在魚肉上。待入味後，擦去魚肉表面水分，撒上太白粉。

2　平底鍋加熱沙拉油，拍掉魚肉上多餘的太白粉，魚皮朝下放入鍋中煎。煎熟後，倒入以番茄醬、醬油、味醂和水調成的醬汁，均勻裹在魚肉上。

3　盛盤。撒上切除根部的蘿蔔嬰。

材料 2人份

甜椒 1顆
高麗菜 2-3片
培根 2片
鹽、胡椒 少許

1　甜椒、高麗菜、培根切成適當大小。

2　平底鍋裡放入培根，煎到出油後，加入高麗菜，最後放入甜椒拌炒。以稍大的火力炒乾蔬菜的水分，最後以鹽和胡椒調味。

44 預防癌症

癌症是日本人第一大死因，罹病死亡人數逐年增加。造成癌症死亡的原因，有 1/3 是來自飲食。只要改善飲食習慣，就能有效預防癌症發生。隨著癌症發生部位不同，飲食所造成的影響也不一樣，以罹病人數越來越多的大腸癌來說，建議可以攝取鈣、維生素 D、膳食纖維、葉酸、硒，以及對能量代謝相當重要的蒜素含量豐富的食材，以有效預防發病。胃癌的預防則主要是控制鹽分，使代謝順暢。預防乳癌建議要均衡攝取異黃酮和其他營養素，減少酒精，避免屯積脂肪。此外，運動對所有癌症的預防都非常有效。

重要

低鈉　低脂肪　低酒精

高鈣　高維生素 D　高葉酸　高膳食纖維　高硒　運動

適合的食材

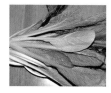

油菜

油菜有很多鈣、維生素 A、C、葉酸及膳食纖維，對預防喉癌、食道癌、胃癌和大腸癌非常有效。

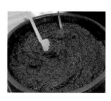

味噌

味噌的異黃酮可有效預防乳癌、肺癌、前列腺癌。但要注意鹽分過多的問題。

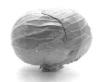

高麗菜

高麗菜經認定具有保健食品的效果，富含維生素 C、K 及葉酸，可預防食道癌。

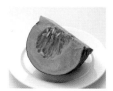

南瓜

南瓜的胡蘿蔔素、維生素 C、B 群及膳食纖維很豐富，可預防喉癌、食道癌、胃癌、大腸癌和肝癌。

最佳食材

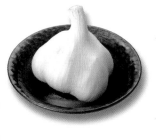

大蒜

大蒜和維生素 B₁ 結合，可以使身體代謝順暢，此外對於預防近來急速增加的大腸癌、胃癌非常有效

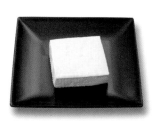

豆腐

大豆所含的異黃酮可以預防乳癌、肺癌及前列腺癌。但若吃太多異黃酮保健食品，將造成反效果。

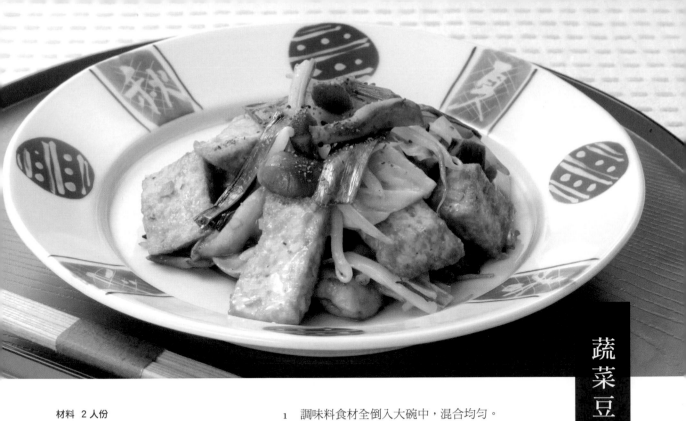

材料 2 人份

木棉豆腐 1/2 塊	鴻喜菇 30 克
豆芽菜 30 克	蒜苗 1 根
高麗菜 1/2 片	七味粉 少許
青蔥 2 根	沙拉油 2 小匙

調味料

紅味噌 10 克	酒 1/2 大匙
砂糖 1 小匙	醬油 1 小匙
味醂 1/2 大匙	薑汁 1 小匙

1 調味料食材全倒入大碗中，混合均勻。

2 木棉豆腐確實去除水分，切成適當大小。

3 高麗菜切成 0.7 公分寬；青蔥和蒜苗切成 5 公分
   左右長段；鴻喜菇分剝成小株。

4 平底鍋裡加熱沙拉油，木棉豆腐表面煎至焦香上
   色，取出。

5 用同一鍋子拌炒豆牙菜、高麗菜、青蔥、鴻喜菇、
   蒜苗，待炒熟後再將木棉豆腐放回鍋中，繼續拌
   炒。注意不要破壞豆腐形狀。以調好的調味料調
   味。

6 盛盤，撒上七味粉。

材料 2 人份

南瓜 150 克	高湯 2 杯
芋頭 4 顆	酒 1 大匙
秋葵 1 根	味醂 1 大匙
雞腿肉 1/2 片	薄口醬油 2 小匙
蝦子（大） 2 隻	砂糖 1/2 大匙
木耳 2 片	鹽 1/3 小匙

1 南瓜切塊，簡單汆燙過。芋頭事先汆燙；秋葵以
   鹽水汆燙。木耳泡開，清掉雜質。

2 雞肉切塊。蝦子去頭和腸泥，有竹串從頭部串起。

3 高湯、酒、味醂、薄口醬油、砂糖和鹽混合煮成
   煮汁。接著將每一種材料分別各自放入煮汁中煮
   熟。秋葵放入煮滾後立即取出冰鎮。蝦子快速煮
   過後，取出竹串、剝去蝦殼和尾巴，切成小塊。

4 去除食材所含的煮汁，盛盤。

45 預防運動障礙症候群

年紀大了之後，如果不太活動，身體代謝功能會降低，肌肉也會減少。活動量和年輕時一樣的人，身體肌肉量或許不會改變，但一旦不動，肌肉就會減少，食欲也會變不好，將很難補充到充分的營養。最近，由於減肥或偏食造成營養不良，越來越多年輕女性的肌肉量也開始減少，特別是厭食症的女性。要刺激肌肉和骨骼生成，必須靠生長因子作用，這時優質蛋白質是不可或缺的營養素，可以藉由均衡攝取各種食材來補充。此外，維生素 D 也是肌肉生成重要的營養素之一，不要忘了補充。

適合的食材

重要

高維生素 D　高蛋白質　運動

 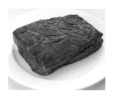 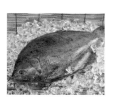

青江菜

動物性食品的類胡蘿蔔素及維生素 C 含量不多，可以藉由青江菜來補充，更含有葉酸及膳食纖維，是很方便的植物性食材。

牛腿肉

牛腿肉含有與人體肌肉相同成分的優質蛋白質，維生素 B 群也很豐富。盡量避免吃太多脂肪的部分。

蛋

豐富優質蛋白質及各種維生素。膽固醇較高，血脂異常的人要注意攝取。

比目魚

多含維生素 D、E、B 群。口感清淡不膩，是優質蛋白質的來源。

鮭魚　最佳食材

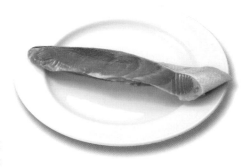

鮭魚是維生素 D 最多的魚類。可刺激形成肌肉的優質蛋白質及維生素 B 群也很豐富，特別推薦年長者食用。

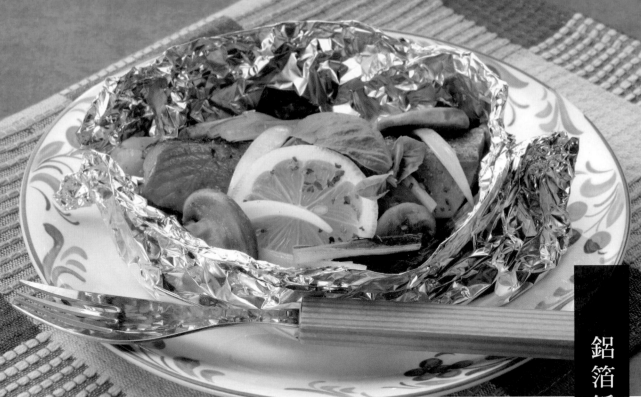

材料　2 人份

鮭魚（肉片）　80 克 x2 片	奶油　10 克	
鹽、胡椒　少許	白酒　2 大匙	
油菜　1/4 把	羅勒　適量	
洋蔥　20 克	綜合香料　少許	
蘑菇　2 個		
沙拉油　適量		

1　鮭魚以鹽和胡椒事先醃漬備用。油菜汆燙後以紙巾確實壓去水分。洋蔥和蘑菇切薄片。

2　鋁箔紙攤平，輕輕塗上一層沙拉油，鋪上油菜、洋蔥、蘑菇，撒點鹽和胡椒。接著放上鮭魚，最後在最上面放 1 片檸檬片。

3　步驟 2 淋上白酒，放上奶油，撒上羅勒和綜合香料。鋁箔紙包起來，放入烤箱以 180℃烤 10 分鐘，或是小烤箱以中火烤 12 分鐘。

材料　2 人份

鮭魚　2 片
鹽、胡椒　少許
麵粉　適量
白蘿蔔泥　100 克
細蔥　4 根
柑醋醬油　適量
沙拉油　適量

1　鮭魚撒上鹽、胡椒、麵粉，拍去多餘麵粉。

2　平底鍋以沙拉油潤鍋，鮭魚從盛盤時朝上的一面開始煎，待上色後翻面繼續煎。

3　盛盤。白蘿蔔泥放在鮭魚上，撒上細蔥花，淋上柑醋醬油即可。

材料　2 人份

比木魚（小）　4 片
鹽、胡椒　少許
奶油　1 大匙
培根　1/2 片
洋蔥　1/6 顆
番茄　1/2 顆
肉汁清湯　1/4 杯
麵粉　1 小匙
沙拉油　適量

1　比目魚抹上鹽和胡椒。

2　培根和洋蔥切碎；番茄剝皮，切小塊。

3　熱鍋中以沙拉油潤鍋，放入培根和洋蔥拌炒，撒點麵粉再繼續炒。肉汁清湯中加入番茄一起煮，以鹽和胡椒調味，做成茄醬。

4　平底鍋裡放入奶油融化，比目魚煎熟，盛盤後淋上茄醬。

46 預防白內障

眼睛長時間曝曬在紫外線和光線下，最容易受到光線所造成的傷害（氧化），提早步入老化。當瞳孔漸漸變濁，就是白內障。半數以上的人從 50 歲開始似乎就有輕度白內障的困擾，一旦罹患白內障，視線會變得模糊，即使在明亮的地方也看不太到，是一種視力衰退的現象。近來證實，從飲食中大量攝取維生素 B2 可以有效預防及治療白內障。相反地，維生素 B2 如果不足，罹患白內障的機率就會相對提高。事實上，女性不管哪個年齡層，維生素 B2 攝取都不夠，特別是 20 歲到 50 歲最低，只達到標準攝取量的 80%，明顯不足。

重要

適合的食材

高維生素 B2
高抗氧化物質

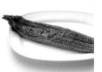

鰻魚

含有很多維生素 B2 和 A。維生素 A 對乾眼症和夜盲症非常有效。

蘆筍

是蔬菜中維生素 B2 含量多的一種食材，此外維生素 A、C 也很豐富，非常營養。

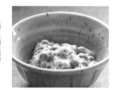

納豆

經由納豆菌的發酵作用，維生素 B2 比黃豆更多，更好消化、吸收。

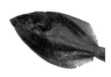

鰈魚

富含維生素 B2、D、E，肉質清爽不膩口，是優質蛋白質的來源。

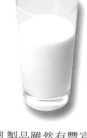

最佳食材

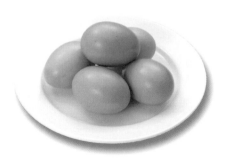

牛奶

乳製品雖然有豐富的維生素 B2，但害怕光線照射，因此紙盒裝比罐裝更能攝取到較多營養素。

蛋

含有很多可預防白內障的維生素 B2。蛋黃中的葉黃素和玉米黃素是視網膜不可缺少的成分。

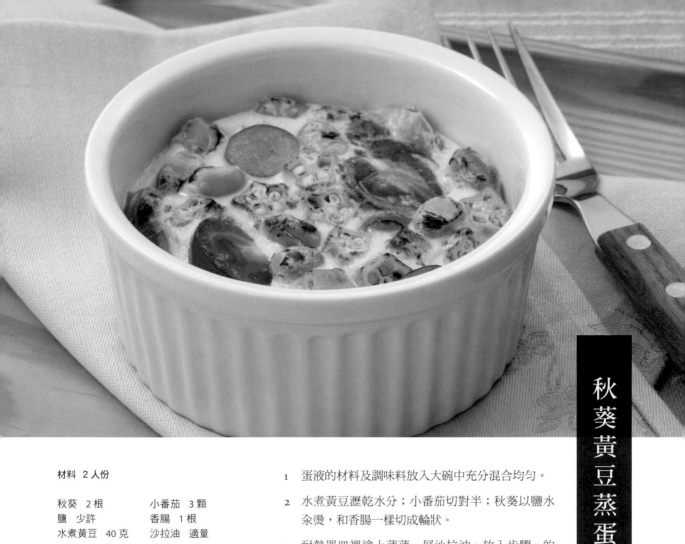

秋葵黃豆蒸蛋

材料 2人份

秋葵 2根　　　　小番茄 3顆
鹽 少許　　　　　香腸 1根
水煮黃豆 40克　　沙拉油 適量

蛋液

蛋 2顆　　　　　　起司粉 2小匙
鮮奶油 2大匙　　　鹽、胡椒 少許
牛奶 2大匙　　　　豆蔻核仁（nutmeg） 少許

1　蛋液的材料及調味料放入大碗中充分混合均勻。

2　水煮黃豆瀝乾水分；小番茄切對半；秋葵以鹽水
　　汆燙，和香腸一樣切成輪狀。

3　耐熱器皿裡塗上薄薄一層沙拉油，放入步驟 2 的
　　材料，再倒入步驟 1 的蛋液。放入烤箱以 180℃ 烤
　　10 分鐘，或小烤箱以中火烤 12 分鐘。

好食料理 × 蘆筍炒魷魚

材料 2人份

蘆筍 2把　　　　　酒 1 又 1/2 大匙
魷魚 80克　　　　　鹽 1/4 小匙
清燙竹筍 50克　　　醬油 1/2 小匙
薑 5克　　　　　　麻油 1/2 小匙
蔥白 1/4根　　　　沙拉油 適量
　　　　　　　　　水 適量

1　蘆筍切成適當長度；魷魚去皮，切成短片狀。
　　竹筍切薄片；薑去皮切絲；蔥白切斜段。

2　平底鍋以沙拉油熱鍋，放入蘆筍快速炒過，接
　　著倒入可淹過蘆筍的水量，汆燙至保留口感後
　　取出。

3　鍋中加熱沙拉油，放入魷魚、薑、蔥白拌炒，
　　再加入竹筍和蘆筍。

4　最後以酒、鹽、醬油、麻油調味。

47 強化免疫機能

瘦子跟胖子相比，胖子的免疫機能較好。胖的人體內儲備了各種營養素，緊急時也就具備了應變能力。瘦的人雖然當下身體健康，一旦發生狀況，就有可能會產生問題。但是，有肌肉的人又比單純只是瘦的人身體更具備防衛能力。此外，身體的胸腺（thymus）負責製造淋巴球以對抗外來細菌，飲食中蛋白質若攝取不足，就會造成胸腺萎縮。再加上與外敵對抗的抗體也是由蛋白質形成，蛋白質不足，就無法製造充足的抗體。其他如硒、鋅、銅、錳等不足也會使免疫機能惡化。

重要

高蛋白質　高硒　高鋅　高錳　運動

適合的食材

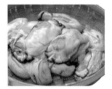 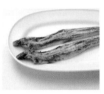

牡蠣
鋅含量特別多，銅也很豐富，可強化免疫機能。維生素和礦物質也很多。

海鰻
有豐富優質蛋白質、硒、維生素A、D、E。硒也有預防癌症的效果。

鳳梨
鳳梨富含錳和銅，新鮮鳳梨更有蛋白質消化酵素，很適合用來搭配肉類料理。

起司
起司富含蔬果所沒有的鋅，可以促進細胞增生，提升免疫機能和抗氧化作用，是很好的食材。

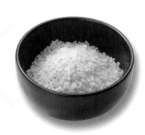

最佳食材

牛肉
牛肉除了優質蛋白質之外，還含有很多硒和鋅。硒可以活化大量酵素，預防病毒感染。

胚芽米
米的胚芽中有豐富的錳、維生素E、B₁、菸鹼酸、鉀等可強化免疫機能的營養素。

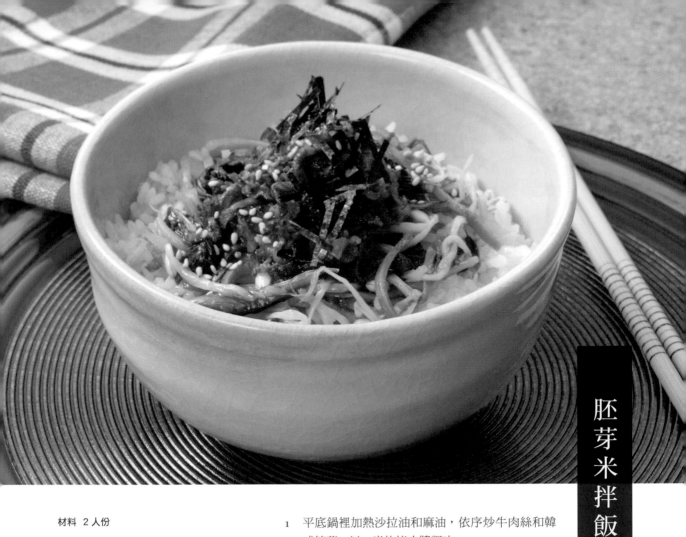

材料 2 人份

胚芽米飯　300 克
牛肉　50 克
韓式拌菜　120 克
海苔絲　適量
白芝麻　1 小匙
沙拉油　2 小匙
麻油　1 小匙
烤肉醬　2 大匙

1　平底鍋裡加熱沙拉油和麻油，依序炒牛肉絲和韓式拌菜，以一半的烤肉醬調味。

2　飯碗中添入炊好的胚芽米飯，淋上剩餘的烤肉醬。

3　牛肉拌菜盛在飯上，撒上白芝麻和海苔絲。

好食料理 × 香煎牡蠣培根捲

材料 2 人份

牡蠣　10 顆
鹽、胡椒　少許
培根　5 片
沙拉油　適量
鴻喜菇　1/2 包
綠花椰菜　1/4 顆

1　牡蠣以鹽水洗淨，瀝去水分後撒上鹽和胡椒。

2　培根切對半，牡蠣放上去捲起來。

3　鴻喜菇和綠花椰菜分成小株，簡單汆燙，保留口感。

4　平底鍋倒入沙拉油，牡蠣培根捲排入鍋中，邊煎邊翻轉，直到熟透。接著將鴻喜菇和綠花椰菜放入拌炒，以鹽和胡椒調味。

48 鍛鍊味覺

吃太多市售食品和加工品，味覺會變遲鈍，因為調味太重的東西會使舌頭的味覺傳遞變得遲鈍，越來越品嘗不出清淡的滋味。其原因可推測是食物在加工的過程中，所含的一些微量成分會被破壞或除去，造成舌頭再生所需的微量營養素不足，因而味覺傳遞能力衰弱。天然的食物除了有維生素等營養素，也含有各種微量礦物質，是維持健康的必須成分。例如鋅是細胞分裂時的必須成分，一但偏食，鋅攝取不足，就有可能會突然間喪失味覺。

重要

高鋅

適合的食材

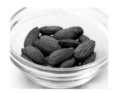

杏仁

杏仁有豐富鋅、銅、鈣、鎂等礦物質及維生素，對舌頭的細胞再生非常有幫助。

牛奶

除了鋅之外，還含有各種礦物質和維生素，可以調整味覺。

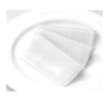

起司

乳製品含有大量的鋅，其中又以帕馬森乳酪的含量最多。

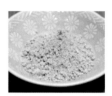

黃豆粉

黃豆、納豆等黃豆製品含有很多鋅，以黃豆粉的攝取量最多。

牡蠣

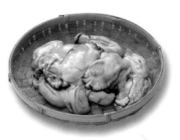

鋅含量特別多。鋅攝取不足，舌頭細胞再生會變得困難，造成味覺遲鈍。

最佳食材

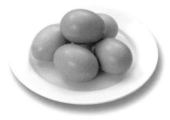

蛋

有豐富的優質蛋白質，以及舌頭細胞再生所需的鋅。蛋雖然能補充各種營養素，但營養過多的人就要控制攝取。

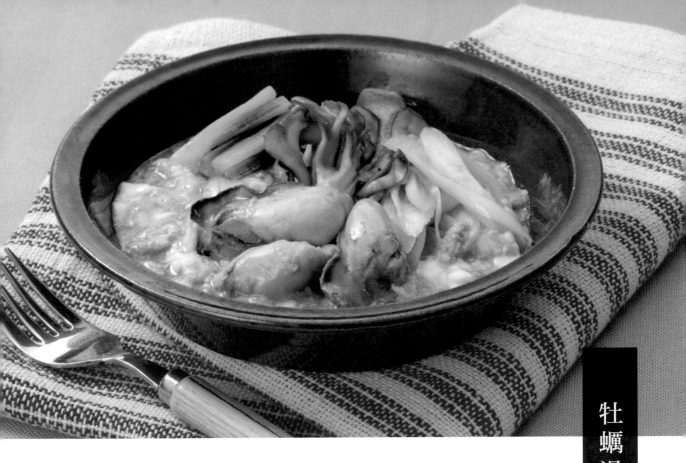

材料　2 人份

牡蠣　12 顆
蔥白　1/3 根
油菜　1/2 把
舞菇　30 克
蛋　2 顆

煮汁

味醂　1 大匙
薄口醬油　1/2 大匙
醬油　1/2 大匙
高湯　60ml
砂糖　1 小匙

1　牡蠣放上篩網上，放入鹽水中洗淨，以紙巾確實擦去水分。油菜汆燙後切成約 5 公分長段；蔥白切斜薄片；舞菇剝成小株。

2　煮汁的調味料混合，以平底鍋煮沸後，加入蔥白和舞菇稍微煮一下。

3　放入油菜和牡蠣，轉稍微大火，最後淋上蛋液，煮至蛋半熟即可。

材料　2 人份

茅屋起司　100 克
煉乳　1 又 1/3 大匙
覆盆子醬　60 克
沙拉油　適量

可麗餅麵糊

麵粉　30 克
砂糖　2 又 1/2 小匙
蛋　1/4 顆
牛奶　80ml
鮮奶油　2 小匙

1　麵粉過篩備用。

2　茅屋起司和煉乳混勻備用。

3　大碗中放入麵粉、砂糖、蛋，以打蛋器打勻。接著加入牛奶和鮮奶油，拌到沒有粉塊為止。靜置 30 至 60 分鐘。

4　平底鍋加熱沙拉油，步驟 3 麵糊的 1/4 倒入鍋中，均勻攤開麵糊，以中火煎到周圍微微上色，翻面繼續煎。

5　在煎好的餅皮上塗上步驟 2，摺成 4 折，淋上覆盆子醬。

49 通暢血流

血液能將飲食中攝取的營養素運送到身體各個細胞，而血液中如果有太多糖（**葡萄糖**）、脂肪（中性脂肪）和低密度脂蛋白膽固醇，就會造成血流不順。低密度脂蛋白膽固醇一旦氧化，會堆積在血管壁上，使得血管變硬、變窄，血流不順。血流停滯就會容易硬化，形成血栓（血塊），使得血流更加困難。要預防這種情況，可以多攝取可幫助血流的 Omega-3 脂肪酸和抗氧化物質，並減少**反式脂肪酸**（trans-unsaturated fatty acids）。反式脂肪大多是人工脂肪，多用於坊間的甜點、蛋糕、麵包和油炸物，必須特別注意。

適合的食材

重要

低鈉
低脂肪
低膽固醇

Omega-3 脂肪酸 高
化物質 高抗氧
纖維 高膳食
運動
禁菸

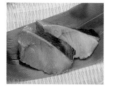

青甘魚

青甘魚是所有魚類中 Omega-3 脂肪酸的 DHA 最多的魚。DHA 有各種生理功能，因此最好能多吃青甘魚。

鯖魚

含有很多 Omega-3 脂肪酸的 EPA、DHA。可以應用在各種料理，非常方便。

洋蔥

含非常多類黃酮，有抗氧化作用。和大蒜成分相似，但臭味不會殘留。

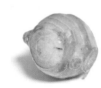

薑

薑等大部分的香辛料或香草都有抗氧化及殺菌作用，可以多加利用。

沙丁魚

最佳食材

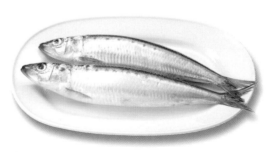

Omega-3 脂肪酸 EPA 含量最多的魚類，能有效降低中性脂肪，使血流順暢。最好選擇新鮮沙丁魚。

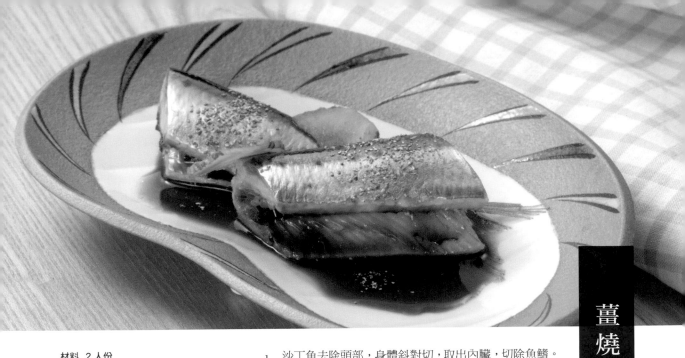

材料 2 人份

沙丁魚（20 公分）2 尾　　煮汁
鹽 少許　　　　　　　　砂糖 1 大匙
薑 4 片　　　　　　　　酒 1 大匙
昆布 5 公分　　　　　　味醂 1 大匙
山椒粉 少許　　　　　　醬油 1 大匙

1　沙丁魚去除頭部，身體斜對切，取出內臟，切除魚鰭。魚肉放在篩網上，輕輕撒點鹽靜置，10 分鐘後稍微洗淨，確實擦去水分。

2　昆布以濕布巾輕擦表面；薑去皮，切薄片。

3　鍋中鋪上昆布，倒入混合好的煮汁煮開後，放入沙丁魚。

4　放入薑片，蓋上鍋蓋以中火煮 6 分鐘。邊煮邊將煮汁淋在魚肉上。

5　沙丁魚盛入盤中。煮汁再稍微煮到收汁，淋在魚肉上，撒上山椒粉。

好食料理 × 白蘿蔔泥煮沙丁魚

好食料理 × 醋煮鯖魚冬粉

材料 2 人份

鯖魚 1 片　　　水 少許　　　砂糖 1 大匙
麵粉 適量　　　小黃瓜 1 根　　鹽 少許
沙拉油 適量　　木耳 2 片　　　薑 1 片
冬粉 50 克　　醋 4 大匙
甜醋 適量　　　醬油 3 又 1/2 小匙

1　鯖魚切成 2 公分塊狀；冬粉切成適當長度，以甜醋和水沖洗。

2　小黃瓜切絲；木耳去除雜質，切絲。

3　薑磨成泥，和醋、醬油、砂糖、鹽一起混合做成薑醋。

4　鯖魚撒上麵包粉。平底鍋加熱沙拉油，將魚放進鍋中兩面煎熟，淋上一半的薑醋。

5　接著加入冬粉、小黃瓜、木耳拌勻，最後淋上剩餘的薑醋。

材料 2 人份

沙丁魚 10 尾　　味醂 1 大匙
麵粉 適量　　　薄口醬油 1 大匙
蘿蔔嬰 1 包　　砂糖 1/2 小匙
白蘿蔔泥 150 克　鹽 少許
高湯 1 杯　　　炸油 適量

1　沙丁魚去除頭部和內臟，洗淨後以手自魚腹剖開，取出魚骨，撒上麵粉。接著拍去多餘麵粉，用較多的油煎炸。

2　鍋中放入高湯、味醂、薄口醬油、砂糖和鹽煮開，之後放入步驟 1 的沙丁魚再次煮沸。最後撒上壓除水分的白蘿蔔泥，以及切成適當長度的蘿蔔嬰。

50 增強活力

想增強活力，肝臟功能必須要能充分發揮。肝臟的作用是針對所吃的食物進行解毒、代謝並轉化為身體必要成分。肝臟如果健康，身體即使面對嚴苛的環境變化也能自然順應。而要讓肝臟健康地發揮功能，就必須儲備優質蛋白質和豐富的維生素及礦物質。此外，在面對重大壓力時，身體會產生活性氧，對各細胞造成傷害，因此能打敗活性氧的抗氧化作用相對重要。從飲食中取得抗氧化力，身體的抗氧化功能自然就能提升。要注意的是，酒精攝取過多或運動不足，都會造成肝臟功能低落。

重要

高蛋白質　高維生素　高礦物質　高抗氧化物質　運動　低酒精

適合的食材

豬腿肉
含有最多製造能量時不可或缺的維生素 B_1。維生素 B_1 若不足，就會沒有活力。

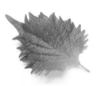

鰹魚
富含優質蛋白質、各種維生素、鐵等礦物質，是守護肝臟非常好的食材。

綠紫蘇
具抗氧化作用。類胡蘿蔔素和維生素 C 也很豐富，可活用在各種料理中。

洋蔥
有豐富蒜素。蒜素可提高維生素 B_1 的作用以製造能量，預防活力低落。

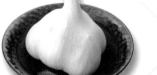

最佳食材

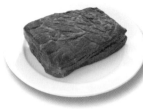

大蒜
大蒜的抗氧化功能很強，可促使體內維生素 B_1 持續作用，產生能量，是增強活力最好的食材。

牛腿肉
含豐富的優質蛋白質、維生素及礦物質。但如果吃太多，會在體內屯積飽和脂肪酸，可選擇脂肪較少的瘦肉部分。

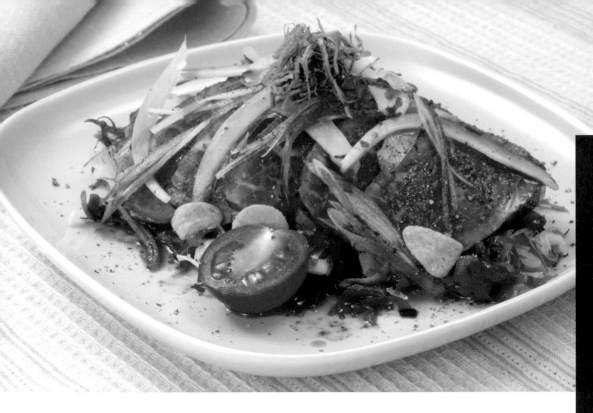

材料 2人份

牛腿肉 120克	綠紫蘇 1片
鹽 少許	蘘荷 1/2個
黑胡椒粒 少許	綜合海藻（泡開） 20克
沙拉油 2小匙	炸蒜片 少許
萵苣 1片	小番茄 2顆
洋蔥絲 20克	

淋醬

梣醋醬油 2大匙	酒 1/2大匙
豆瓣醬 1/3小匙	味醂 1/2大匙

1　牛肉以鹽和黑胡椒粒醃漬，靜置20分鐘入味。平底鍋加熱沙拉油，將牛肉煎至兩面焦香。

2　趁熱將牛肉以鋁箔紙確實包緊，靜置5分鐘，接著放入冰水中。待完全冷卻後，以紙巾擦去水分。

3　萵苣切成5公分寬；綠紫蘇和蘘荷切絲；小番茄切對半；洋蔥絲泡水；泡開的海藻確實擰去水分。

4　淋醬的材料混合均勻，冷藏備用。盤子中放上萵苣、洋蔥絲、蘘荷、小番茄和海藻，接著將牛肉切成適當厚度，盛入盤中。

5　淋上淋醬，撒上炸蒜片和綠紫蘇。

好食料理 × **豬肉炒鳳梨**

材料 2人份

豬腿肉 100克	薑 1片
酒 1/2大匙	紅辣椒 1/2根
鹽、胡椒 少許	醬油 2小匙
鳳梨 2片	酒 1/2大匙
胡蘿蔔 25克	鳳梨汁 1大匙
高麗菜 1片	太白粉 1/2小匙
蔥白 3公分	沙拉油 適量

1　豬肉切成一口大小，撒上鹽和胡椒靜置入味。

2　鳳梨切成4等份；胡蘿蔔切1/4圓片狀；高麗菜切小塊；紅辣椒去除種籽，切輪狀。

3　平底鍋以沙拉油潤鍋，放入豬肉炒熟後取出。

4　鍋中再倒入沙拉油，蔥白、薑、紅辣椒炒至香味散出，接著以大火拌炒胡蘿蔔和高麗菜，放入豬肉和鳳梨，最後用醬油、酒、鳳梨汁和太白粉調味。

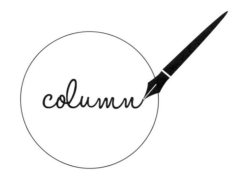

減少低密度脂蛋白膽固醇
增加高密度脂蛋白膽固醇

低密度脂蛋白膽固醇（LDL）和高密度脂蛋白膽固醇（HDL）並不是一開始就存在於食材中，而是從食材中攝取到的膽固醇運送到肝臟後，與其他吃下的營養素結合，有的會形成低密度脂蛋白膽固醇，有的會形成高密度脂蛋白膽固醇，有的則變成膽汁排出體外。事實上，低密度脂蛋白膽固醇也不全然是壞東西，高密度脂蛋白膽固醇也不盡然就是好東西。不管哪一種，都是人體必需的膽固醇，只是現代人體內產生太多低密度脂蛋白膽固醇，造成動脈硬化，因此才被視為是不好的膽固醇。以前的日本人正好相反，體內低密度脂蛋白膽固醇太少，甚至會造成腦血管衰弱而死亡。

雖然過度減少低密度脂蛋白膽固醇也會產生問題，但現在人最好還是維持減少低密度脂蛋白膽固醇、增加高密度脂蛋白膽固醇的飲食習慣。減少卡路里、脂質和膽固醇的攝取，就能抑制體內低密度脂蛋白膽固醇的形成。而在增加高密度脂蛋白膽固醇的同時，要注意碳水化合物和酒精不要增加過量。此外，運動對於減少低密度脂蛋白膽固醇、增加高密度脂蛋白膽固醇也有很好的效果。

攝取脂肪是壞事？

說到脂肪，會讓人聯想到身體多餘的東西或是肥胖，但其實脂肪依照脂肪酸性質不同，大致可分為四類脂質。

❶ 高卡路里、容易屯積在身體脂肪內、多含飽和脂肪酸的脂質。多含於肉類（豬、牛、羊等）脂肪中，會造成營養過剩，是最不好的一種脂質。這種飽和脂肪酸如果攝取過多，會造成動脈硬化，健康檢查中低密度脂蛋白膽固醇數值高的人，就必須控制攝取這類脂質（動物肉）。但也不是完全不吃就沒事，要特別注意。

❷ 不會屯積體內，而是能發揮各種生理機能的脂質，例如 Omega-3 脂肪酸（EPA、DHA）。這種脂質在一般植物油及沙拉油中幾乎找不到，而是大量存在於魚類（沙丁魚、竹莢魚、鯖魚等迴游的青背魚）中，是現代人最需具備的一種。根據各項研究，這種脂質可以降低血液中的中性脂肪，抑制動脈硬化，預防心肌梗塞、腦中風、高血壓等，還有抗過敏、預防癌症等效果。

❸ 亞麻油酸含量多的植物性油脂——沙拉油。亞麻油酸以前被視為是健康的必需脂肪酸，現在則有攝取過多的疑慮。亞麻油酸和 Omega-3 脂肪酸必須均衡攝取，但現代人都傾向一味攝取過多的亞麻油酸。亞麻油酸太多，會降低 Omega-3 脂肪酸對生活習慣病的預防效果，反而可能引發過敏反應，必須要小心。

❹ 以健康食品而受到矚目的橄欖油等油酸含量多的脂質。這類脂質曾一度蔚為風潮，雖然事實上不如所言對健康有多大的好處，但與其他脂質相比，攝取太多對身體不會造成不好影響。

最後，不溶於水的膽固醇雖然構成脂肪的成分（脂肪酸）不同，但也是脂質的一種。這種脂質含有類固醇這種非常特殊的構造，會在體內進行各種複雜的機能作用，例如形成女性及男性激素、醣質代謝荷爾蒙、礦物質代謝荷爾蒙、維生素 D、細胞膜及神經等。由於膽固醇是如此重要的成分，所以人體也會自行合成，而動物性的食物中也都含有膽固醇。雖然膽固醇是身體必需成分，必須從飲食中攝取，但現代人大多攝取過量了。

總而言之，攝取脂肪並非壞事，但這四類脂肪酸中，若過量攝取飽和脂肪酸或油酸，對身體會造成意外影響。而膽固醇由於身體會自動合成，因此飲食中要避免過量攝取，例如雞蛋一天一顆就夠了。

名詞解釋

鋅

人體含量 2 至 3 克的必需礦物質，與許多身體機能相關，包括代謝蛋白質及酒精、調節基因、生長、免疫功能、味覺、嗅覺及處理壓力。大多含於瘦肉和貝類中。

低密度脂蛋白膽固醇

負責將體內膽固醇從肝臟運送到各組織及細胞。體內低密度脂蛋白膽固醇如果太多，產生氧化（與氧氣結合），膽固醇就會屯積在血管壁，造成動脈硬化。

乙醯膽鹼

主要神經傳導素，由維生素之一的膽鹼與乙醯基合成，大多存在於神經組織中。阿茲海默症發病主因正是乙醯膽鹼合成酵素作用衰退所導致。

胺基酸

蛋白質主要成分。蛋白質屬於大分子，經腸道消化後會分解成胺基酸，被血液吸收。人體細胞和肌肉所含的酵素等蛋白質，全是由約 20 種胺基酸所合成。

澱粉酵素

負責消化碳水化合物的酵素。吃太飽時服用的消化整腸藥中就含有澱粉酵素，也可從天然食品中攝取，例如白蘿蔔、山藥等。將這些食材磨成泥食用，不僅美味，更能幫助消化，是很好的食用方式。但酵素怕加熱，請以新鮮方式食用。

蒜素

大蒜特有的強烈臭味成分。蔥、洋蔥也含有蒜素，但量不如大蒜來得多。蒜素可抗菌、抗癌，還能促進維生素 B1 吸收，長留於血液中。

精胺酸

構成蛋白質的 20 種胺基酸之一。由精胺酸所組成的一氧化氮會使血管擴張，改善血液循環。魚白正是富含精胺酸的食材。

白蛋白

經常流動於血液中的蛋白質之一，是活化細胞、維持健康的重要成分。飲食中蛋白質攝取不足，造成肝臟或腎臟惡化，就無法順利製造白蛋白，容易引發各種疾病。

花青素

類黃酮的一種，呈現紅色、藍色、紫色等色素。花青素和其他類黃酮一樣具有抗氧化、抗炎、刺激免疫作用，更能預防心臟病、癌症、糖尿病、骨質疏鬆症、精神病等。建議可從多種食材中攝取，效果會比從單一食材攝取要來得好。

異黃酮

類黃酮的一種，是黃豆等豆類植物特有的成分。具抗氧化作用，可預防心血管疾病和癌症。此外也具備些許類似女性荷爾蒙的作用，因此可預防骨質疏鬆症。

Omega-3 脂肪酸

又稱為「n-3 脂肪酸」，簡稱「Omega-3」。富含在沙丁魚、鯖魚、竹莢魚、秋刀魚等青背魚中，可預防心臟病和腦中風，具各種抗老功能。

辣椒素

辣椒的辣味成分。有殺菌、刺激消化道運動、促進消化液分泌、提升肌膚溫度的作用。將辣椒素溶液塗抹在肌膚或黏膜上，塗抹部位血管會擴張，產生充血作

用。

鉀

所有細胞維持生命所必需的成分。攝取過多的鈉（鹽分）會使血壓上升，而鉀則有降血壓的作用。因此，吃較鹹的料理時，最好同時多吃一點富含鉀的蔬果，以抑制過量的鈉產生作用。

鈣

人體必需礦物質之一，不只是構成骨骼和牙齒的材料，也具有活動酵素的功能，更是荷爾蒙作用時不可缺少的營養素，作用非常廣。含鈣的食材有限，因此是日本人最容易缺乏的營養素之一。

類胡蘿蔔素

紅蘿蔔、番茄、柑橘類的色素成分。水果的類胡蘿蔔素有紅色、黃色、紫色等近 40 種表現，除了有維生素 A 的作用外，還能抗氧化，可預防心臟病、癌症和白內障。

熱量密度

份量相同的食物，有的卡路里很高，有的卡路里很低。熱量密度高的食物，吃起來感覺比較美味，常常一不小心就會吃太多，包括多油多糖的甜點及油炸類食物。熱量密度低的食物則有膳食纖維多的蔬菜、海藻等。

檸檬酸

存在於檸檬、柑橘類等水果中，具有一種清爽的酸味，因此常被添加在無酒精飲料中。檸檬酸在能量製造的過程中扮演非常重要的角色，可透過代謝醣質、脂質及蛋白質而產生。

玉米黃質

類胡蘿蔔素之一，表現為橘子、柿子、紅甜椒、木瓜等黃色色素。可轉換成維生素 A，同時具備抗氧化作用。最近研究發表顯示，溫州橘子的玉米黃質有預防骨質疏鬆症的效果。

角蛋白

存在於毛髮和指甲中的硬蛋白。角蛋白中富含含硫胺基酸，當硫互相強力作用結合，就會形成不論物理性或化學性都非常堅硬的蛋白質。含硫胺基酸大多存在於動物性蛋白質中。

肥胖基因

提高能量消耗率的基因。以前連續好幾世代，人類一直處於慢性營養不良的狀態，因此演化出盡可能節省能量消耗、吃少量食物也能生存的基因。但一旦營養攝取過多，能量就會轉化成脂肪屯積，容易罹患糖尿病。

抗發炎作用

紅腫、發熱、疼痛等症狀，稱為「發炎」，代表身體正在和病毒對抗。但長時間的發炎反應會對細胞造成過大的傷害，使得細胞喪失原本機能，容易引發生活習慣病。而抗發炎作用就是抑制這種惡化的一種反應。

交感神經

負責調節血管、肌膚、汗腺、內臟等作用，使身體活動的神經。緊張或興奮時，交感神經產生作用，使得心跳加快，呼吸也變得急促。是促使身體能夠充分活動的神經。

甲狀腺荷爾蒙

可活化營養素代謝，使體溫上升，促使小孩生長的荷爾蒙。甲狀腺荷爾蒙多時，代謝速度會加快，能量隨之消耗，成為不容易發胖的體質。甲狀腺荷爾蒙的主要成分是碘，多含於海鮮類中。

抗氧化維生素

抗氧化作用最強的維生素是維生素 E，其他還有維生素 C 和類胡蘿蔔素。類胡蘿蔔素是維生素的一種，會轉換成維生素 A。這些統稱為抗氧化維生素 ACE。

酵素

加速體內化學反應、提高其效率的蛋白質。怕熱、酸和鹼，一旦變質，酵素的作用就會喪失。酵素作用時大多需要維生素及礦物質，因此必須從飲食中攝取這些營養素。

骨端線

骨骼生長時位於骨端的帶狀線。骨端線處會生長出軟骨，不斷伸展拉長，最後變成堅硬的骨骼。生長完畢後，骨端線就會消失，骨骼也就不再伸展。性激素如果分泌過盛，骨端線會變得較淺。

膠原蛋白

動物體內最多的一種蛋白質，構成動物皮層、肌膚、肌腱、韌帶和軟骨。膠原蛋白因為缺少必需胺基酸色胺酸，所以營養素較低。溶解後會成為果凍的原料吉利丁。

膽鹼

維生素 B 群之一，是一種調節脂質代謝的維生素，缺乏時會形成脂肪肝。同時也是形成副交感神經傳導物質乙醯膽鹼的元素，非常重要。美國已經將膽鹼視為必需維生素，有一定的攝取標準量，但日本尚未明訂。

膽固醇

存在於有類固醇構造的動物性食品中。膽固醇會形成類固醇激素、性激素、維生素 D、膽汁。血液中低密度脂蛋白膽固醇如果過多，將會造成動脈硬化。

皂素

存在於植物的種籽、果實、根、莖、葉等部位，具有溶解紅血球的作用。作用如果太強烈，就必須事先充分泡水去澀、去鹼，以除去有毒成分。這也是植物性食品不能生吃的原因之一。

氧化壓力

當面對菸害、紫外線、幅射、廢氣、農藥等所造成的有害活性氧，防衛身體的抗氧化機能無法充分發揮，就會因氧化而受到傷害，即為氧化壓力。氧化壓力會使細胞、血管及大腦產生變化，加速老化和慢性病的發生。

瓜胺酸

一種胺基酸，多含於西瓜或瓜類種籽中。瓜胺酸會增加排尿量，可能是造成頻尿的原因之一。相對地，若想快速排出體內水分，瓜胺酸將非常有幫助。

膳食纖維

膳食纖維無法被人體消化吸收，因此以往被視為是不必要的營養素。如今，膳食纖維的整腸作用及預防便祕、癌症、糖尿病等效果則大受矚目。膳食纖維種類很多，功能也各有不同，最好能從各種食材中多多攝取。

食欲中樞

大腦中下達「再多吃一點！」、「別再吃了！」等命令的控制中樞。食物中樞容易受到壓力影響，因此有時即使已經吃飽了，也會發出「再多吃一點」的命令，或是明明肚子很餓，卻要身體「別再吃了」。

自律神經

以潛意識自動調節血管、心臟、腸胃、汗腺等機能的神經，由緊張時作用的交感神經和放鬆時作用的副交感神經組成。交感神經和副交感神經的平衡非常重要，若一直是交感神經在作用，會產生壓力過大的現象。

壓力荷爾蒙

一種當壓力產生時就會分泌的荷爾蒙。一旦分泌，會利尿、發炎、抑制免疫反應，身體血糖也會連帶上升，以對抗壓力。

玉米黃素

一種類胡蘿蔔素，存在於蛋黃、玉米、水果及種籽類的黃色色素。和葉黃素一樣富含在人的視網膜中，會對光線及色彩產生反應。與葉黃素一同保護眼睛不受光所造成的氧化影響，預防眼球老化。

生長因子

受到生長激素的刺激，細胞會合成生長因子，形成骨骼和肌肉。但如果沒有充分攝取足夠的蛋白質，將無法合成生長因子，因此為了成長，飲食中必須攝取充分的蛋白質。

生長激素

促進生長的荷爾蒙。發育期時會大量分泌，使得身高變高，體重變重。尤其夜晚睡覺時分泌更多。

性激素

荷爾蒙之一，於青春期第二性徵發育時分泌最旺。當男性荷爾蒙或女性荷爾蒙大量分泌，會各自表現成男性和女性特徵，生殖機能也會發育完整，轉變為成人。但隨著年齡增長，性激素分泌減少，老化就會提早發生。

血清素

神經傳導物質之一，由必需胺基酸色胺酸合成，可以改善睡眠品質、抑制血管收縮和胃液分泌。此外還能提振精神，安定神經，因此用來當作治療憂鬱症的藥物。

腸道蠕動

藉由像手風琴般的肌肉活動，將腸道中的東西充分混合攪拌後往前推送。吃下肚的東西會先和消化液充分混合，營養素會比較好消化吸收。腸道蠕動如果不好，食物會長時間停留在腸道中，水分會被吸乾，最後演變成便祕。

硒

只能從飲食中攝取的必需礦物質，也是各種酵素的必要元素。具抗氧化作用，可以預防老化和癌症。以前曾發生過吃含硒的保健食品而中毒的事件，因此建議最好從飲食中攝取。

牛磺酸

多含於魷魚、章魚、牡蠣等軟體動物中。魷魚乾表面看似白色粉末的物質，就是牛磺酸。牛磺酸是膽汁的成分之一，可促使脂肪溶解。另外還能促進排出膽固醇，有降血壓的作用。

碳水化合物

碳水化合物的代表性食物是白飯、麵包、麵類等澱粉類，也是能量的主要來源。碳水化合物大多用來當作主食，卡路里是脂肪的一半，消化吸收後會轉變成葡萄糖，不斷送至血液中，將能量供給至各個細胞。

單寧

類黃酮的一種，具有多酚的構造，是紅酒和綠茶等澀味的主要成分，有預防動脈硬化的作用。

蛋白質

由胺基酸組成，是細胞的主要成分。必須從飲食中攝取的胺基酸，稱為「必需胺基酸」，而含有均衡必需胺基酸的則是優質蛋白質。只要從飲食中攝取優質蛋白質，細胞就會健康。

DHA（二十二碳六烯酸）

含有 Omega-3 脂肪酸的代表性脂肪酸，多含於青背魚的脂肪中。人的視網膜和大腦有很多 DHA，具有改善視力、提高記憶力、預防血栓及抗過敏等作用。

酪胺酸

一種胺基酸，由必需胺基酸苯丙胺酸合成。酪胺酸代謝如果不正常，會造成認知障礙，且無法形成黑色素，是產生白子的原因之一。牛奶的蛋白質或竹筍含有很多酪胺酸。

高血脂症

血液中高密度脂蛋白膽固醇偏低的狀態。高密度脂蛋白膽固醇可以排除各細胞中多餘的膽固醇並運送至肝臟，有處理、排泄膽固醇的作用。

鐵質

血紅素的主要成分，會在肺部和氧氣結合，將氧供給至各細胞。飲食中鐵質不足，或是流血過多，都會造成血紅素減少，氧氣無法充分運送至各細胞，使得能量不足，容易疲勞。

澱粉

碳水化合物的代表。米、小麥、番薯、玉米的主要成分，由大量葡萄糖結合而成，是植物為了儲存能量而製造出來的碳水化合物。吃下肚的澱粉會透過消化激素分解回葡萄糖，最後被腸道吸收。

銅

必需礦物質之一。含銅的酵素具有抗氧化、產生能量、利用鐵質、合成神經傳導物質、活化神經等作用。銅的攝取多寡會決定貧血、血壓、心血管等血液循環問題，以及脂肪代謝、免疫和神經系統的功能。

多巴胺

一種神經傳導物質，由必需胺基酸苯丙胺酸和酪胺酸形成，與喜悅和快樂等情緒有關。多巴胺濃度如果太低，罹患帕金森氏症的機率也會相對提高。大腦中樞神經中很多神經細胞都和多巴胺有關。

色胺酸

必需胺基酸之一，和神經傳導物質血清素、褪黑激素、菸鹼酸等的產生有關。色胺酸廣泛存在於蛋白質中，量卻很少，特別是植物性食品的含量更是微乎其微。

菸鹼酸

維生素 B 群之一，是代謝能量時不可或缺的酵素的必

需成分。近來證實有抗老化作用，另外關於預防糖尿病、失智症、精神病及癌症等效果的研究也不斷在進行中。

鈉

維持神經傳導和滲透壓的必要元素。攝取過多含鈉的食鹽會造成高血壓。鉀、鈣、鎂等都有排泄鈉的作用，可藉由料理手法減少其攝取量。

帕金森氏症

運動神經中樞障礙所引起的病症，表徵為細微的肌肉運動失調，動作變得很不自然，甚至會喪失意識，容易引發憂鬱狀態。要改善這些症狀，必須靠多巴胺的作用。

維生素

人體無法合成的必需營養素，有 15 種之多，依發現順序命名為維生素 A、B、C 等。有案例顯示服用維生素藥丸或保健食品會造成維生素過量，若想維持健康，還是從飲食中適量攝取比較好。

維生素 A

存在於動物性食物中，也可從蔬果中的黃色 β - 胡蘿蔔素合成。可預防多種疾病，因此含有維生素 A 的黃綠色蔬菜受到空前的矚目。

維生素 B1

維生素 B1 可形成碳水化合物轉換成能量時所必需的酵素。若少了維生素 B1，就算吃下白米或麵類等，也無法轉換成能量。因此飲食中一定少不了含有維生素 B1 的配菜。

維生素 B2

與能量產生、代謝有關的各種酵素形成時不可缺少的維生素。維生素 B2 不足，容易引發皮膚炎、口角炎、貧血、大腦障礙及白內障等。遇光容易遭到破壞，多存在於蛋和乳製品中。

維生素 B6

蛋白質代謝時的必需維生素。就算攝取蛋白質，但維生素 B6 不足，身體就無法順利代謝排出胺基酸。最好的方法是蛋白質和維生素 B6 一起吃。維生素 B6 也有預防動脈硬化的作用。

維生素 C

廣泛存在於新鮮蔬果、綠茶等植物性食物中的維生素。可用來治療容易出血的敗血症，另外對於形成膠原蛋白、活化免疫反應也很有效。吃太多維生素 C 的保健食品容易造成過量，最好從飲食中攝取。

維生素 E

較新發現的維生素，抗氧化作用最強。可預防血管老化的動脈硬化。氧化壓力較高的吸菸者或運動時，更需要補充維生素 E。

維生素 K

可促使血液凝固，有止血作用。目前正持續研究維生素 K 對於骨骼中蛋白質和肌肉，以及心血管和大腦等的作用。

維生素 U

存在於新鮮高麗菜和綠色蔬菜汁中，因為能治療消化道潰瘍（Ulcer）而得名。還不算是真正的維生素，也沒有明訂的標準量。

必需胺基酸

在形成蛋白質的 20 種胺基酸當中，有九種是人體無法自形合成的，因此稱為必需胺基酸。少了這些只能從飲食中攝取的必需胺基酸，就無法製造出適當的蛋白質。

苯丙胺酸

必需胺基酸之一。廣泛存在於蛋白質中，但量卻很少。唯一例外是蛋白中含量非常豐富。苯丙胺酸經由人體代謝，會形成酪胺酸。

副交感神經

與交感神經完全相反作用的神經系統，能安撫身體，進行修復。當副交感神經產生作用時，身體只有腸胃和腎臟會活動，營養補給和血液淨化等都會停止。想休養疲累的身體，恢復活力，就必須抑制交感神經，發揮副交感神經的作用。

類黃酮

一般顯示為黃色的植物色素，構造獨特，有抗氧化作用，可預防老化、心臟病、糖尿病、癌症、骨質疏鬆症等效果。類黃酮種類很多，大多存在於蔬果、紅酒、綠茶、巧克力等中。

前列腺素

一種調節生理機能的脂質，有類似荷爾蒙的作用。由不飽和脂肪酸構成，種類很多，有收縮子宮、擴張血管、降低血壓、使血液凝固、分泌胃液、引發發炎等各種作用。

檸檬黃素

類黃酮之一，多存在於橘子、檸檬等柑橘類的果皮中。

以前稱為「維生素 P」，後來證明非維生素。有抗氧化作用，可預防發炎及生活習慣病等效果。

血紅素

血液的紅色正是血紅素的顏色。是鐵和蛋白質所組成的紅血球成分之一，會在肺部與空氣中的氧氣結合，將氧氣運送到各細胞，進行能量代謝，有活化細胞的作用。

飽和脂肪酸

脂肪酸是脂肪的主要成分，依脂肪的性質而決定。飽和脂肪酸多存在於動物肉（牛、豬、羊）中，是人體必要營養素。但攝取太多容易屯積在血管中，對身體造成不良影響。

多酚

廣泛存在於植物中。類黃酮即是多酚的一種。多酚有抗氧化作用，可以抑制造成動脈硬化及癌症的氧化作用，因此具有預防效果。多含於紅酒、綠茶及巧克力中。

鎂

必需礦物質之一，可幫助多數代謝能量的酵素作用。有預防心血管疾病的效果。飲食中如果鎂攝取不足，或是吃太多含鎂的保健食品，會引發憂鬱症或精神疾病等症狀。

錳

活化營養代謝及抗氧化酵素不可或缺的必需礦物質。錳攝取不足，將引發骨質疏鬆症、糖尿病、動脈硬化、白內障、癲癇等症狀。多含於堅果、茶、綠葉蔬菜和粗製穀類中。

礦物質

骨骼和牙齒的主要成分，負責調節酵素作用和營養素代謝的無機質。飲食中必須攝取一定量的鈣、鐵、銅、磷、鎂、鋅、錳、碘等礦物質，對維持健康、預防疾病非常重要。

代謝症候群

有腹部脂肪、高血壓、高血糖、高三酸甘油脂、高血脂等多種症狀時，營養代謝會失調，加速動脈硬化的發生，即為代謝症候群。代謝症候群會提高罹患心臟病及腦中風的風險。

免疫反應

身體為了對抗細菌、病毒、癌細胞等，淋巴球或抗體會開始作用，產生抵抗力以排除敵人，保護身體。這種作用就是免疫反應。免疫力的好壞與營養狀態有關。

葉酸

與各種營養素代謝相關的維生素 B 群之一，多存在於蔬果中。近來越來越多年輕女性葉酸不足，使得越來越多胎兒有神經缺陷的問題。此外最近也發現葉酸具有預防腦中風、心臟病及癌症的效果。

碘

多存在於海藻和海鮮類中。不吃這類食物的人非常容易發生碘不足的情況，會增加甲狀腺腫大、幼兒期學習力不足、流產等機率。

茄紅素

紅色色素的類胡蘿蔔素之一，多存在於番茄、西瓜、葡萄柚中。有很好的抗氧化作用，可以對抗壓力，保護身體。此外還可預防動脈硬化和前列腺癌。

亞麻油酸

一種必需脂肪酸，最好從飲食中補充。植物油因為富含亞麻油酸，多多攝取能預防動脈硬化，因此大受歡迎。但近來有亞麻油酸攝取過多的傾向，最重要的是與 Omega-3 脂肪酸的均衡攝取。

葉黃素

類胡蘿蔔素之一，顯現為蛋黃的黃色和綠葉的紅色。多存在於菠菜、綠花椰菜及蛋黃中。視網膜（光線穿過水晶體聚焦的部位）中也很多，多多攝取可以增加眼睛對光線的感受度，改善視力。

卵磷脂

又稱為「磷脂醯膽鹼」，多存在於大腦、神經、血液、蛋黃及種籽中，是動植物的必需成分。特別是與腦神經、肝臟及血液等的代謝和功能習習相關。蛋和黃豆中含有很多卵磷脂，也用來作為加工食品的添加物。

食材索引

肉類

結語

看完以上內容，感覺如何？相信大家應該都了解到，就算是平凡無奇的料理，也蘊含非常好的營養素。各種營養素和相互搭配組合，可以強化我們的身體機能，預防身理、心理的問題和老化。這些營養素對健康的影響，都有最新營養學的研究或科學數據作為佐證。而這樣的研究，今後也會持續不斷。

很多人應該都會想試著每天做健康的料理，但對大多數人而言有困難。與其每天追求完美健康料理，偶爾快樂美味地享受喜愛的料理，當身體出狀況時，再根據本書的營養菜色來吃，或許會比較好。只要知道適合各種病症的最佳食材及其營養素，就能變化出各種料理。或許你也可以做出更簡單、更美味的料理。

最後，要感謝 Wani Books 出版社的服部先生，他不但對本書寄予厚望與熱情，還要忍受我慢條斯理的工作態度。在此由衷感謝。

感謝您購買 **最適食材，最好料理**

為了提供您更多的讀書樂趣，請費心填妥下列資料，直接郵遞（免貼郵票），即可成為奇光的會員，享有定期書訊與優惠禮遇。

姓名：＿＿＿＿＿＿＿＿＿　身分證字號：＿＿＿＿＿＿＿＿＿＿

性別：□女　□男　生日：

學歷：□國中（含以下）　□高中職　　□大專　　　□研究所以上

職業：□生產\製造　　□金融\商業　　□傳播\廣告　□軍警\公務員

　　　□教育\文化　　□旅遊\運輸　　□醫療\保健　□仲介\服務

　　　□學生　　　　□自由\家管　　□其他

連絡地址：□□□ ＿＿＿＿＿＿＿＿＿＿＿＿＿＿＿＿＿＿＿

連絡電話：公（　）＿＿＿＿＿＿＿　宅（　）＿＿＿＿＿＿＿

E-mail：＿＿＿＿＿＿＿＿＿＿＿＿＿＿＿＿＿＿＿＿＿＿＿

■您從何處得知本書訊息？（可複選）

　□書店　□書評　□報紙　□廣播　□電視　□雜誌　□共和國書訊

　□直接郵件　□全球資訊網　□親友介紹　□其他

■您通常以何種方式購書？（可複選）

　□逛書店　□郵撥　□網路　□信用卡傳真　□其他

■您的閱讀習慣：

　文　　學　□華文小說　□西洋文學　□日本文學　□古典　□當代

　　　　　　□科幻奇幻　□恐怖靈異　□歷史傳記　□推理　□言情

　非文學　□生態環保　□社會科學　□自然科學　□百科　□藝術

　　　　　□歷史人文　□生活風格　□民俗宗教　□哲學　□其他

■您對本書的評價（請填代號：1.非常滿意 2.滿意 3.尚可 4.待改進）

　書名＿＿ 封面設計＿＿ 版面編排＿＿ 印刷＿＿ 內容＿＿ 整體評價＿＿

■您對本書的建議：

電子信箱：lumieres@bookrep.com.tw
傳真：02-86671065
客服電話：0800-221029

Lumières
奇光出版

請沿虛線對折寄回

| 廣 告 回 函 |
| 板橋郵局登記證 |
| 板橋廣字第10號 |

信　函

231
新北市新店區民權路108-1號4樓
奇光出版　　收